reinhardt

AF840021

Personzentrierte Beratung & Therapie

Reihenweise aktuelles Wissen
für die Praxis

GwG

reinhardt
www.reinhardt-verlag.de

Personzentrierte Beratung & Therapie:

Reihenweise aktuelles Wissen
für die Praxis

Zusammen mit der Gesellschaft für Personzentrierte Psychotherapie und Beratung e.V. bringt der Ernst Reinhardt Verlag eine Reihe praxisorientierter Fachbücher über aktuelle Fragen und Problemfelder in Beratung und Psychotherapie heraus.

- Was kann der Personzentrierte Ansatz nach Carl Rogers in Beratung und Psychotherapie heute leisten?
- Welche Impulse lassen sich für die Weiterentwicklung aufgreifen?
- Was weiß man über Störungsbilder, Klientengruppen, Wirkfaktoren?
- Wie setzt man die Kenntnisse im beruflichen Alltag um?

Zielgruppen:
Psychotherapeut:innen, Psycholog:innen, Ärzt:innen, Pädagog:innen, Sozialpädagog:innen in Ausbildung und Beruf

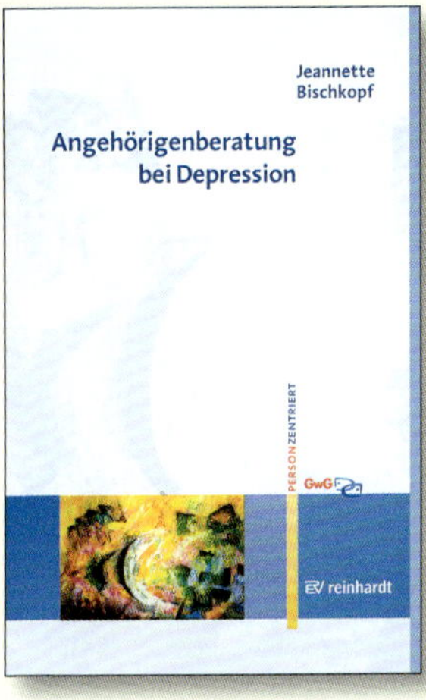

2005. 111 Seiten.
(978-3-497-01759-1) kt
€ [D] 16,90 / € [A] 17,40
Auch als eBook erhältlich

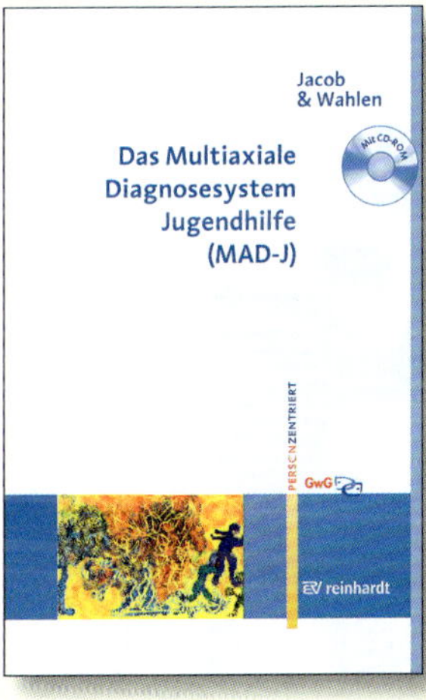

2006. 248 Seiten.
33 Abb. 25 Tab. Mit CD-ROM.
(978-3-497-01874-1) kt
€ [D] 29,90 / € [A] 30,80

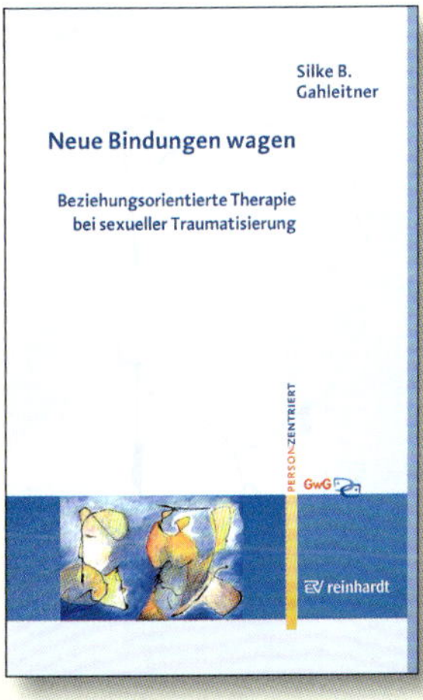

2005.
147 Seiten.
(978-3-497-01763-8) kt
€ [D] 19,90 / € [A] 20,50
Auch als eBook erhältlich

Bildnachweis U1: © Richard Baus

Shoppen, Zocken, Gamen

Das Buch beschreibt umfangreich die häufigsten Verhaltenssüchte: Glücksspielsucht, Videospielsucht (Gaming), suchtartiges Surfen und Streamen sowie Kauf- und Sexsucht. Nach dem Personzentrierten Ansatz werden störungsspezifische Themen und Strategien für Beratung und Behandlung abgeleitet. Zahlreiche Fallbeispiele und Beispieldialoge veranschaulichen die Umsetzung in der Praxis.

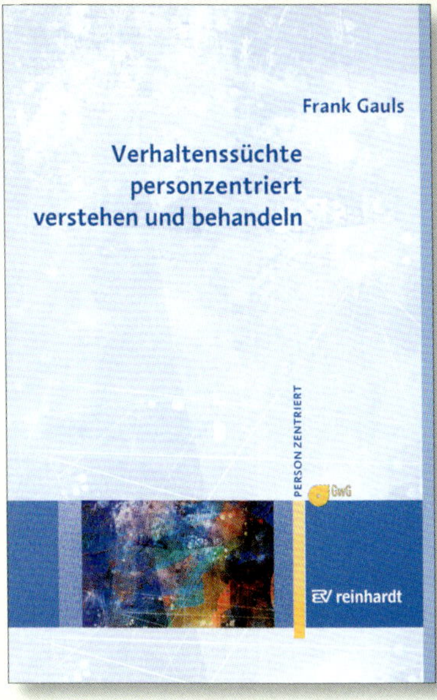

2024. 159 Seiten. 8 Abb.
(978-3-497-03273-0) kt
€ [D] 29,90 / € [A] 30,80
Auch als eBook erhältlich

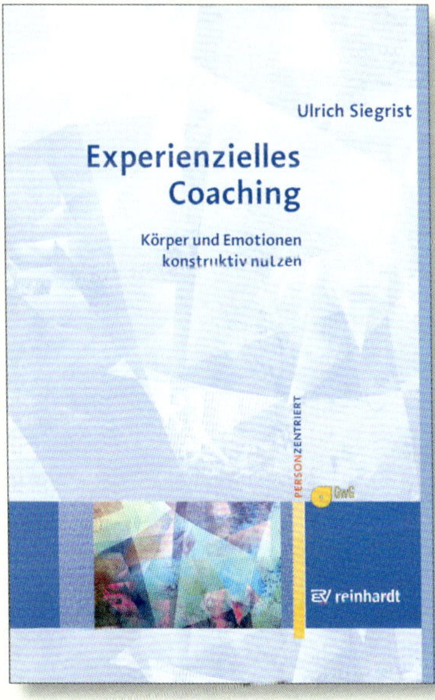

2022. 136 Seiten. 5 Abb. 2 Tab.
(978-3-497-03101-6) kt
€ [D] 26,- / € [A] 26,80
Auch als eBook erhältlich

Wahrnehmen, erleben, verändern

Wenn Emotionen ins Spiel kommen und der Körper sich meldet, wird vom Coaching häufig erwartet, die Emotionen zu beruhigen und zur Sachlichkeit zurückzukehren. Das gelingt umso besser, wenn körperliche Empfindungen und Gefühle nicht als lästige Begleitmusik abgetan, sondern als Ressource für das Erarbeiten von Lösungen genutzt werden. Ulrich Siegrist gibt in seinem Buch eine theoretisch fundierte und gleichzeitig praktische Anleitung zur experienziellen Vorgehensweise im Coaching.

Der praxisnahe Begleiter

Nicht mehr Kind und noch nicht erwachsen – viele Erfahrungen und Konflikte können in der schwierigen Phase der Pubertät ernsthafte Krisen auslösen. Depression, Risikoverhalten, Gewalt können entstehen, wenn Jugendliche die entwicklungsbedingten Lebensaufgaben nicht mehr angemessen bewältigen. Der Personzentrierte Ansatz weist den Weg, wie man Jugendliche in Krisensituationen verständnisvoll und einfühlsam berät und begleitet.

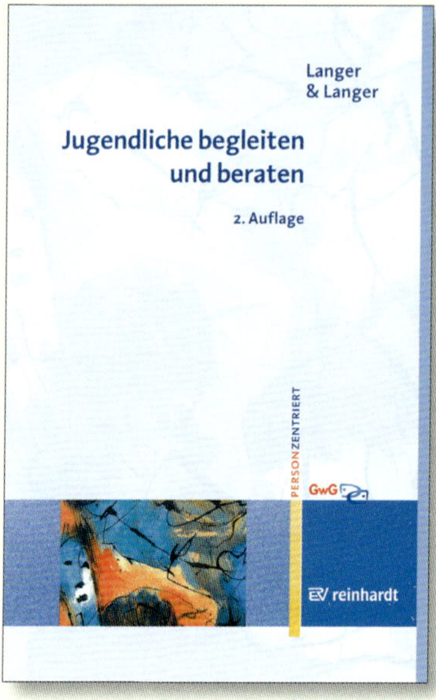

2., durchges. Auflage 2011.
155 Seiten. 9 Abb. 4 Tab.
(978-3-497-02269-4) kt
€ [D] 19,90 / € [A] 20,50
Auch als eBook erhältlich

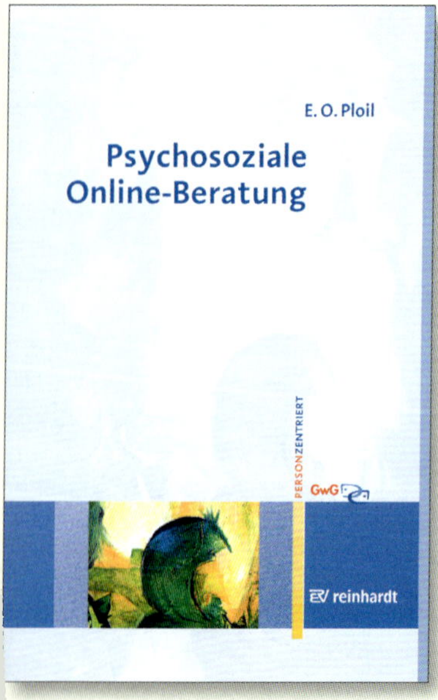

2009. 106 Seiten. 8 Abb. 5 Tab.
(978-3-497-02103-1) kt
€ [D] 16,90 / € [A] 17,40
Auch als eBook erhältlich

Online-Hilfe als Chance

Online-Beratung bietet große Chancen: Die Beratung erfolgt unabhängig von Zeit und Ort und unterliegt keinerlei Kontrolle. Aber diese Merkmale bergen auch Gefahren: Beratung im Netz bleibt unverbindlich, die persönliche Begegnung fehlt, Schriftlichkeit kann zu Fehldeutung führen. Die Autorin erklärt anschaulich, welche Möglichkeiten der Beratung im weltweiten Netz vorhanden sind und welche besonderen Anforderungen an die Beratenden gestellt werden.

Entwicklung kennt kein Alter

Alte Menschen verfügen über ein nicht zu unterschätzendes Entwicklungspotenzial. Der Personzentrierte Ansatz von Carl R. Rogers stellt ihnen ein wachstumsförderndes Beziehungsangebot zur Verfügung, um dieses Potenzial selbstbestimmt zu entfalten. Der Autor informiert über Herausforderungen des Alterns, psychische Altersstörungen und bestehende Versorgungsstrukturen. Ein leicht lesbares, einfühlsam geschriebenes Buch.

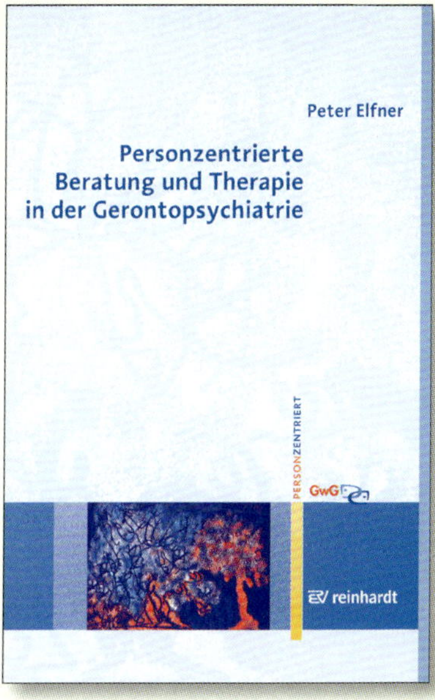

Mit einem Geleitwort von Marlies Pörtner.
2008. 126 Seiten.
(978-3-497-01981-6) kt
€ [D] 19,90 / € [A] 20,50
Auch als eBook erhältlich

Damasio meets Rogers

Dieses Buch führt in den Personzentrierten Ansatz ein und verknüpft diesen mit neurowissenschaftlichen Konzepten. Die Leser:innen erhalten einen Überblick über Themenbereiche der Neurowissenschaften. Anschaulich wird deren Relevanz für das Verständnis einzelner Konzepte der personzentrierten Psychotherapie aufgezeigt. Klinische Beispiele demonstrieren die Tragfähigkeit und Innovationskraft der „Übersetzung" des Personzentrierten Ansatzes in neurowissenschaftliche Begriffe.

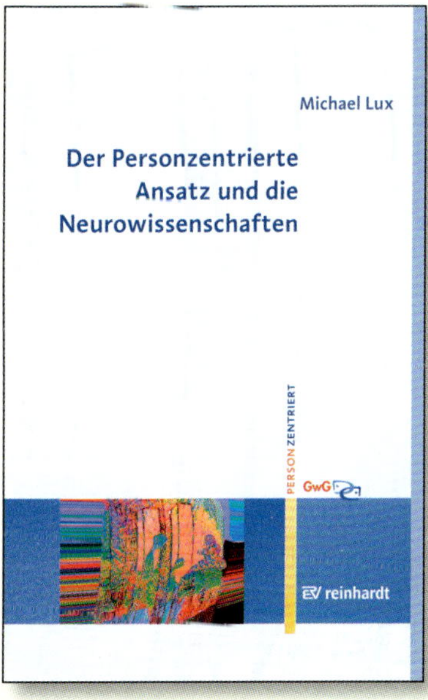

2007.
177 Seiten.
(978-3-497-01902-1) kt
€ [D] 22,- / € [A] 22,70

Trauer ist Leben

Was passiert, wenn Trauernde es nicht aus eigener Kraft schaffen, mit ihrer veränderten Situation leben zu lernen? Dann kann eine Beratung oder Therapie helfen. Besonders gut eignet sich dafür der Personzentrierte Ansatz nach Carl Rogers, der auf Wertschätzung und einfühlsamem Verstehen der Trauernden basiert. Die Autorin führt in die Grundlagen der Trauerforschung ein und zeigt, wie mit der personzentrierten Haltung in der Trauerbegleitung gearbeitet wird.

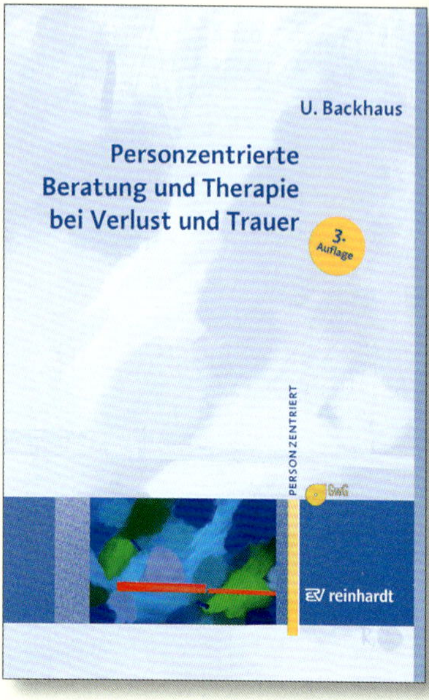

3., aktual. Auflage 2024. 190 Seiten.
(978-3-497-03282-2) kt
€ [D] 29,90 / € [A] 30,80
Auch als eBook erhältlich

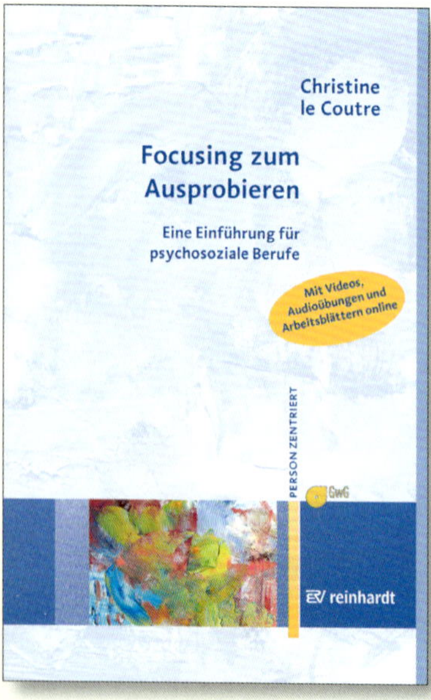

2016. 156 Seiten. 17 Abb. 5 Tab.
Mit Online-Zusatzmaterial.
(978-3-497-02627-2) kt
€ [D] 24,90 / € [A] 25,60
Auch als eBook erhältlich

Focusing im Fokus

Manchmal leitet uns in schwierigen Situationen ein vages Körpergefühl, ohne dass wir uns dessen bewusst sind. Diese Lücke zwischen Fühlen und Denken wird im Focusing geschlossen. Über das Spüren des Körpergefühls wird versucht, dieses möglichst genau in Worte zu fassen. Machen wir uns so zugänglich, was der Körper schon weiß, können wir leichter bewusste Entscheidungen im Einklang mit uns selbst treffen. Damit bahnt Focusing den Weg zu persönlicher und professioneller Entwicklung.

Empathische Beratung statt Belehrung

Menschen mit Entwicklungsbesonderheiten verhalten sich in der psychosozialen Beratung manchmal unerwartet. Wenn dies zu Schwierigkeiten im gegenseitigen Verständnis führt, werden professionelle Empathie und Wertschätzung oft aufgegeben. Damit aus Beratung nicht Belehrung wird, eröffnet dieses Buch neue Wege: Phase für Phase wird erklärt, wie Beratende Ratsuchenden dabei helfen können, sich ihrer Ressourcen bewusst zu werden und diese zu nutzen.

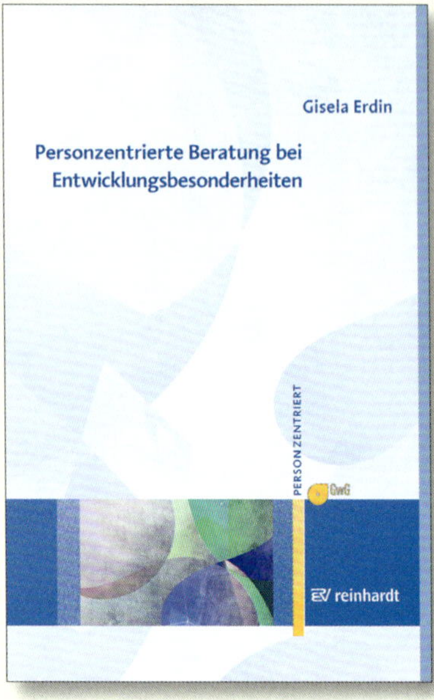

2025. ca. 220 Seiten. ca. 8 Abb.
(978-3-497-03294-5) kt
ca. € [D] 39,90 / € [A] 41,10
Auch als eBook erhältlich

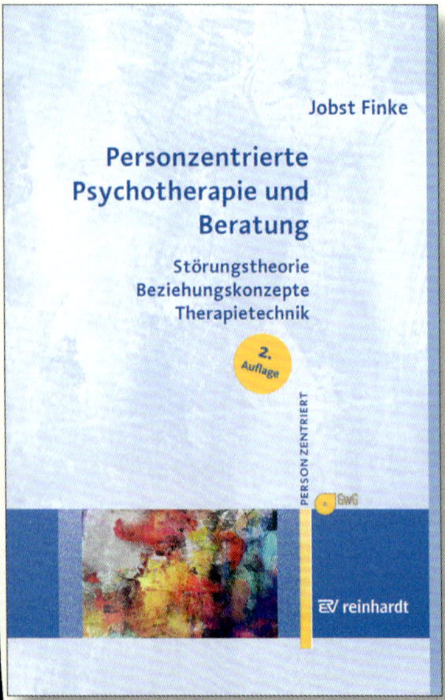

2., aktualisierte Auflage 2024.
404 Seiten. 5 Abb. 1 Tab.
(978-3-497-03263-1) kt
€ [D] 42,- / € [A] 43,20
uch als eBook erhältlich

Verstehen und Verständigung

Das Lehrbuch führt in die personzentrierte Persönlichkeits- und in die allgemeine wie auch spezielle Störungstheorie ein und erweitert die Ideen von Carl Rogers im Rahmen aktueller Psychotherapieforschung.

Unterschiedliche Beziehungskonzepte werden als Basis einer differenzierten Therapietechnik beschrieben. Dies wird an Fallbeispielen häufiger Störungsformen (Angst-, depressive, somatoforme, Ess-, Persönlichkeitsstörungen) praxisnah veranschaulicht.

Mit inneren Bildern wachsen

Kenntnisreich bettet der Autor das Wissen über innere Bilder aus Traum- und Hirnforschung, Tiefenpsychologie, Märchenforschung u. a. in die Theorie des Personzentrierten Ansatzes ein. An zahlreichen Fallbeispielen werden praxisnah Methoden der personzentrierten Arbeit mit Bildern in Träumen, Märchen und Imaginationen vorgestellt.

Ein Muss für alle, die das schöpferische Potenzial innerer Bilder therapeutisch nutzen wollen!

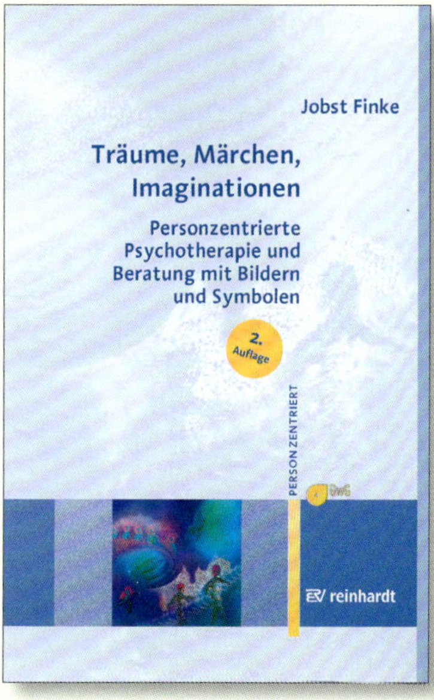

2., überarbeitete Auflage 2020.
230 Seiten. 1 Abb.
(978-3-497-02974-7) kt
€ [D] 29,90 / € [A] 30,80
Auch als eBook erhältlich

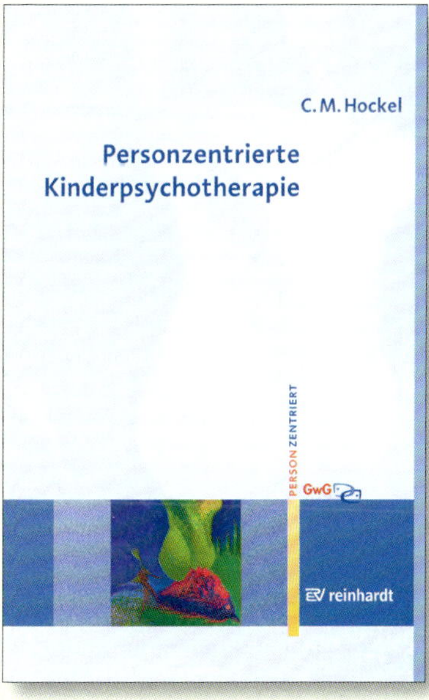

2011.
191 Seiten. 3 Abb. 5 Tab.
(978-3-497-02201-4) kt
€ [D] 24,90 / € [A] 25,60

Spielen als Therapie

„Muss ich jetzt wieder spielen, was ich will?" In der personzentrierten Kinderpsychotherapie, auch „Spieltherapie", bestimmen Kinder und Jugendliche selbst, was sie tun. Denn Interventionen werden nicht als „Behandlung", sondern als sinnstiftende Begleitung beim Spiel erfahren. Bei der Therapie von Paul, einem „zappeligen" 10-Jährigen, der unter dem Verlust seines verstorbenen Vaters leidet, kann man dem Therapeuten über die Schulter schauen: Wie greift er Pauls Impulse im Spiel auf? Wie hilft er damit?

Rogers meets Family

Jeder Mensch wird durch seine Erfahrungen mit seiner Herkunftsfamilie geprägt. Das kann im späteren Leben eine wichtige Rolle spielen.

In diesem Buch wird der Personzentrierte Ansatz nach Carl Rogers auf die Familie übertragen. Es werden praktische Konzepte aufgezeigt, wie Familien darin unterstützt werden können, erneut Vertrauen in ein gelingendes Miteinander zu fassen.

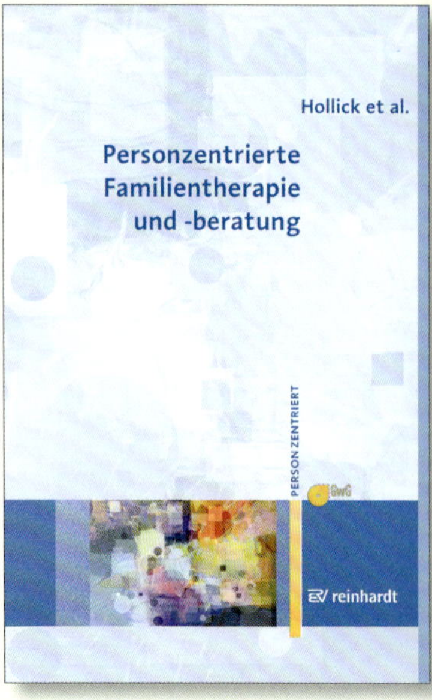

2018. 183 Seiten.
2 Abb. 1 Tab.
(978-3-497-02788-0) kt
€ [D] 24,90 / € [A] 25,60
Auch als eBook erhältlich

Wenn Gefühle krank machen

Angst, Trauer, Wut, Scham, Schuld: Diese oft als überwältigend erlebten Gefühle sind häufig Anlass, therapeutische Hilfe zu suchen.

Dieses Buch eröffnet einen neuen Weg, den empathischen Zugang zu Klient:innen zu erweitern. Es macht Erscheinungsbild, Funktion und Vernetzung der fünf Grundregungen transparent und analysiert die Wechselwirkungen emotionaler Anteile bei häufigen psychischen Störungsbildern.

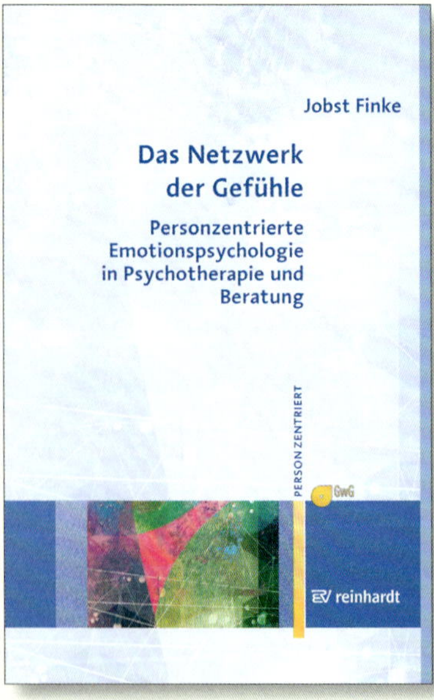

2023. 156 Seiten.
(978-3-497-03152-8) kt
€ [D] 29,90 / € [A] 30,80
Auch als eBook erhältlich

Margrit Mies-Chiellino

Interkulturelle Psychotherapie in der Praxis

Konfliktfelder und Interventionen

Ernst Reinhardt Verlag München

Margrit Mies-Chiellino ist approbierte Psychologische Psychotherapeutin. Sie war über 30 Jahre in eigener Praxis in Augsburg tätig und begleitete zahlreiche Klient:innen mit interkulturellem Lebenslauf.

Bibliografische Information der Deutschen Nationalbibliothek

Die Deutsche Nationalbibliothek verzeichnet diese Publikation in der Deutschen Nationalbibliografie; detaillierte bibliografische Daten sind im Internet über <http://dnb.d-nb.de> abrufbar.

ISBN 978-3-497-03293-8 (Print)
ISBN 978-3-497-61955-9 (PDF-E-Book)
ISBN 978-3-497-61956-6 (EPUB)

Printed in EU

Cover unter Verwendung eines Bildes von ©Robert Kneschke/stock.adobe.com

Satz: Reemers Publishing Services GmbH

Ernst Reinhardt GmbH & Co KG, Kemnatenstr. 46, D-80639 München
Net: www.reinhardt-verlag.de E-Mail: info@reinhardt-verlag.de

Inhalt

1 Einleitung

1.1 Interkulturelle Lebensläufe in der Psychotherapie – ein langer Weg

Es wird wohl im Lauf der 1960er Jahre gewesen sein, dass Einwandererkinder damit begonnen haben, ihre Eltern als „Dolmetscher" beim Arztbesuch zu begleiten.

Ich erinnere mich sehr genau daran, wie mein Vater von ausländischen Klienten sprach, die seine internistische Praxis in Begleitung ihrer Kinder aufsuchten, weil sie zwischen Arzt oder Ärztin und ihrem Vater oder ihrer Mutter dolmetschen sollten. Was mich daran am meisten beeindruckte, war die Tatsache, dass Einwandererkinder aus Italien, Spanien oder Griechenland bereits in meinem Alter, zwischen 7 und 10 Jahren, dolmetschen konnten. Ich bewunderte sie für diese Fähigkeit und die Bedeutsamkeit der notwendigerweise eingenommenen Rolle für ihre Eltern.

Nachdem ich mich Anfang der 1990er Jahre als Psychotherapeutin niedergelassen hatte, dauerte es nicht lange, bis ich anhand der interkulturell geprägten Lebensläufe einiger Klienten auf ihre Kinderleistungen als Dolmetscher und auf die daraus erwachsenen Fähigkeiten gestoßen bin.

Inzwischen wird in Fachkreisen intensiv über die erkannte Notwendigkeit diskutiert, angehenden Psychotherapeut:innen Kompetenzen in Interkultureller Psychotherapie zu vermitteln. Damit soll ihr Wunsch, ihre Bereitschaft, mit Klienten verschiedenster Herkunftsländer zu arbeiten, durch eine fachspezifische Qualifikation gefördert werden. Angesichts eines so notwendigen Vorhabens halte ich es für hilfreich, die langjährigen Erfahrungen zugänglich zu machen, die ich, wie viele andere Psychotherapeut:innen mit Klienten mit interkulturellem Lebenslauf gemacht habe. Dabei ist mir bewusst, dass es sich um empirische Erfahrungen aus einer Zeit handelt, als ich mich ohne Vorbilder bemüht habe, herauszufinden, wie ich bei diesen Klienten therapeutisch vorgehen sollte.

1.1.1 Meine psychotherapeutische Ausbildung

Mein Studium der Psychologie absolvierte ich von 1972 bis 1978 in Giessen. Nach dem Vordiplom, das das Grundstudium abschloss, wählte ich als Schwerpunkt im Hauptstudium die Klinische Psychologie. Während zahlreiche ausführliche Seminare zu Psychoanalyse und Verhaltenstherapie angeboten wurden, wurde die Gesprächstherapie sehr stiefmütterlich und auch gerade von Vertretern der Psychoanalyse nicht wirklich ernsthaft behandelt. Dennoch war es genau dieser humanistische Ansatz, der mich besonders interessierte, sodass ich Anfang der 1980er Jahre in München mit der Grundausbildung in Gesprächstherapie nach Carl Rogers begann. Der Beginn der sogenannten therapeutischen Zusatzausbildung, in der mit Klienten unter Supervision gearbeitet werden muss, verzögerte sich aus familiären Gründen (Geburten von drei Kindern) um einige Jahre, sodass ich erst Anfang der 1990er Jahre die Ausbildung abschloss.

Seit 1989 arbeitete ich regelmäßig und mit wachsender Fallzahl mit Klienten. Seit 1990 erfolgte dies in Kostenerstattung durch die Krankenkassen, mit denen jede Psychotherapeutin in Augsburg vertragliche Vereinbarungen abschließen konnte. Nachdem der Erwerb der Qualifikation als „Klinische Psychologin BDP", ein vom Berufsverband Deutscher Psychologinnen und Psychologen ausgearbeitetes Zertifikat für eine mögliche Kassenzulassung für Psycholog:innen, die durch das in Arbeit befindliche Psychotherapeutengesetz angestrebt wurde, doch nicht anerkannt wurde, begann ich eine Nachqualifikation in Tiefenpsychologisch fundierter Psychotherapie, einem im angekündigten Gesetz anerkannten Richtlinienverfahren, bei der Münchner Arbeitsgemeinschaft für Psychoanalyse e. V. (MAP) in München. Dieser somit erworbene Status als Tiefenpsychologisch fundierte Psychotherapeutin ermöglichte mir 1999, als das Psychotherapeutengesetz verabschiedet wurde, eine Zulassung zu beantragen und fortan als niedergelassene Psychologische Psychotherapeutin zu arbeiten.

Bereits während meiner gesprächstherapeutischen Ausbildung hatte ich in einem der Ausbildungsseminare Focusing nach Eugene T. Gendlin kennengelernt, was in mir große Neugier an dieser Methode geweckt hatte. 1994 entschloss ich mich zu einer mehrjährigen Ausbildung am Deutschen Ausbildungsinstitut für Focusing-Therapie (DAF) in Würzburg. Während dieser Zeit nahm ich an einem Seminar mit Eugene T. Gendlin teil, in dem ich seine Art zu lehren und therapeutisch zu arbeiten in beeindruckender Weise live erleben konnte. Diese focusing-therapeutische Grundhaltung prägte zunehmend und in guter Ergänzung und Erweiterung der gesprächstherapeutischen und tiefenpsychologisch fundierten Basis meine fast 30-jährige Arbeit mit Klienten.

1.1.2 Psychotherapeutische Versorgung für eingewanderte Mitbürger:innen

Als ich Ende der 1980er Jahre anfing, in Augsburg als Psychotherapeutin zu arbeiten, fanden Menschen mit interkulturellen Erfahrungen selten den Weg in psychotherapeutische Praxen. Zum einen war bis dahin der Weg zur Psychotherapeutin allgemein noch lange nicht so selbstverständlich und akzeptiert wie heute. Zum anderen gab es in diesen Jahren noch keine Kassenzulassung für Psychologische Psychotherapeut:innen und nur bei psychoanalytisch tätigen Ärzten, später auch bei psychoanalytisch ausgebildeten Psychologen:innen bestand die Möglichkeit der Kostenübernahme durch die Krankenkassen. Aufgrund einer zunehmenden Nachfrage nach Psychotherapie und einer rasch wachsenden psychotherapeutischen Unterversorgung wurde es Psychologischen Psychotherapeut:innen ohne sogenannte Richtlinienverfahren allmählich ermöglicht, unter bestimmten Voraussetzungen eine Kostenübernahme durch die Krankenkassen zu erlangen. Unter anderem musste ein entsprechender Konsiliarbericht durch einen Arzt oder eine Ärztin vorliegen, bei dem der Klient sich als erstes vorzustellen hatte.

Die Gesundheitssysteme der klassischen Herkunftsländer aus dem Mittelmeerraum sahen auch bis in die 1980er Jahre und darüber hinaus grundsätzlich eine medizinische, darunter eine psychiatrische Versorgung, und erst später eine aufkommende psychotherapeutische Versorgung der Einwohnerinnen und Einwohner vor. Daher verfügten notleidende Eingewanderte über keine Erfahrung mit psychotherapeutischen Angeboten als Alternative zur klassischen Medizin, denn für die Gesundheit der Einwohner waren in den Herkunftsländern Allgemein- und Fachärzte zuständig.

1.1.3 Krankheitsverständnis und Therapiemotivation

Das somit überwiegend medizinische Krankheitsverständnis der eingewanderten, aber auch deutschen Klienten, veränderte sich zu dieser Zeit erst allmählich und wurde durch die Mediziner:innen kaum korrigiert, auch weil die Ärzteschaft eine Konkurrenz durch die nach Durchsetzung drängenden, insbesondere Psychologischen Psychotherapeut:innen fürchtete und die Bedeutung der Psychotherapie herunterspielte. So wurden die sich häufig auch somatisch äußernden Beschwerden, selbst wenn ihr psychosomatischer Hintergrund erkannt wurde, oft mit den immer zahlreicher auf den Markt drängenden Psychopharmaka, meist Antidepressiva, behandelt. Untersuchungen haben gezeigt, dass es unter Umständen Jahre dauerte, bis ein Klient mit anhaltenden psychosomatischen Beschwerden an einen Psychotherapeuten verwiesen wurde.

Den eingewanderten Menschen war Psychotherapie an sich als Methode unbekannt, sodass auch entsprechende Beratungsstellen, die leichter zugänglich waren, wenig in Anspruch genommen wurden. Der Schritt in eine Beratung oder Psychotherapie beinhaltete zudem die Schwierigkeit, sich in einer fremden Sprache über das eigene Befinden mitteilen zu müssen. Der auf fünf Jahre befristete Aufenthalt war bei gesichertem Lebensunterhalt zusätzlich durch Zwischenstufen wie befristete Aufenthaltserlaubnis, beziehungsweise Genehmigung gestückelt. Unter solchen Voraussetzungen, abgesehen von einer lernwilligen Minderheit, beschränkte sich die Sprachverständigung der Einwanderer auf die Handlungen am Arbeitsplatz und auf die Belange der täglichen Versorgung.

Aufgrund des Zuwanderungsgesetzes aus dem Jahr 2005 ist die Aufenthaltsregelung der Migrant:innen neugestaltet worden. Zugleich wird von ihnen verlangt, dass sie sich mit der deutschen Kultur und Sprache vertraut machen. Hierzu bietet das Bundesamt für Migration (BAM) entsprechende verpflichtende Kurse an. Deswegen ist davon auszugehen, dass es die heutigen Migrant:innen leichter haben, sich Deutschkenntnisse anzueignen.

Allein der Umstand, sich mit dem eigenen inneren Befinden zu beschäftigen, stellte schon eine ungewöhnliche Handlung dar. Sich mit all dieser Unsicherheit sowie belastenden und ängstigenden Empfindungen, selbst bei ausreichenden Sprachkenntnissen und Therapiemotivation, mit dem eigenem Leid einem Vertreter der Gastgesellschaft anzuvertrauen, war keine leichte Entscheidung und fand nur unter großem Leidensdruck oder begünstigenden Bedingungen statt, zum Beispiel wenn ein einfühlsamer Arzt an eine Psychotherapeutin überwies oder durch die Vermittlung der betreuenden Sozialarbeiter der entsprechenden Länder. Aufgrund der bilateralen Anwerbeabkommen zwischen der BRD und den Entsendeländern ab 1955 war die gesamte Betreuung der Eingewanderten den eigenen Schulbehörden, Sozialarbeitern:innen und religiösen Einrichtungen anvertraut worden, weil ihr Aufenthalt als befristet geplant war.

1.1.4 Zur Auswahl der Fallbeschreibungen und Wortwahl

Der Begriff „Eingewanderte" wird in diesem Buch aufgrund seiner historischen Dimension verwendet – wohl wissend, dass dieses Wort für Menschen, die heute in therapeutischen und beratenden Feldern mit Personen nicht deutscher Herkunft oder deren Nachkommen arbeiten, ungewöhnlich klingen und vielleicht sogar eigenartig anmuten dürfte. Das Fortschreiten der juristischen Gleichstellung der EU-Bürger:innen, zu denen die Mehrheit der Eingewanderten gehört, die doppelte Staatsbürgerschaft und das Inkrafttreten des Zuwanderungsgesetzes (2005) haben dazu geführt, dass sich zunächst der Begriff „Migrant:in" durchgesetzt hat, der Bewegungsfreiheit und Vorläufigkeit des Aufenthalts herausstellte. Zum Zeitpunkt der Entstehung dieses Buches wird vielerorts von Menschen mit Migrationshintergrund oder, weiter differenzierend, mit Migrationserfahrung gesprochen. Ich verzichte auf den Begriff Migrationshintergrund, da er von den Betroffenen eher als diskriminierend und von der Mehrheitsgesellschaft ausgrenzend erlebt wird. Gemeint sind diejenigen Personen, die selbst den Schritt über Landesgrenzen gewagt haben. Bei den Fällen, die in dieser Arbeit beschrieben werden, handelt es sich um Klienten und Klientinnen, die bereits einige bis viele Jahre in Deutschland lebten und entschieden hatten, im Land zu bleiben und hier ihr Lebensprojekt zu verwirklichen. Meist entwickeln sich erst mit dieser langfristigen Perspektive Konflikte, die die Gründe und Motivation für eine längere Psychotherapie hervorbringen und damit die Voraussetzungen schaffen, entsprechende Angebote der ambulanten psychotherapeutischen Versorgung wahrzunehmen.

1.1.5 Versorgung von Menschen mit Fluchterfahrungen

Anders ist die Situation bei geflüchteten Menschen, bei denen zunächst eine grundlegende Absicherung ihrer wirtschaftlichen, sozialen und gesundheitlichen Situation und Versorgung hergestellt werden muss. Dementsprechend werden sich vermutlich bei der beratenden oder klinischen psychotherapeutischen Begleitung von Menschen mit Fluchterfahrungen andere Schwerpunkte abzeichnen, als die in diesem Buch beschriebenen. Die Erfahrungen, die mit der Not, flüchten zu müssen, einhergehen und mit existenzieller Verunsicherung, psychischen und physischen Verletzungen, Mangel und Angst verbunden sind, erfordern häufig traumatherapeutische Hilfe. Zu diesem Tätigkeitsfeld und seinen großen Herausforderungen sind zunehmend Publikationen erschienen, die Fachleute unterstützen können.

Meine Arbeit erscheint mir darüber hinausweisend auch zukünftig relevant, da die Anzahl zugewanderter Menschen in den letzten Jahren kontinuierlich steigt. Damit wird auch die Anzahl an Klienten mit interkulturellem Lebenslauf in der ambulanten Psychotherapie zunehmen, auch wenn sich die Zusammensetzung der häufigsten Herkunftsländer vermutlich verändern wird.

1.1.6 Nöte von eingewanderten Menschen in den 1980er Jahren

Zu Beginn meiner Tätigkeit als freiberufliche Psychotherapeutin habe ich auf einer offiziellen städtischen Therapeutenliste angegeben, dass ich über Italienischkenntnisse verfüge, die ich mir aufgrund meines Lebens mit einem italienischen Partner und durch die jährlichen Aufenthalte in Verona und Kalabrien erworben hatte. So wurde ich bereits in den ersten Jahren meiner Tätigkeit von der örtlichen italienischen Sozialmission angefragt, ob ich bereit wäre, italienische Klienten aufzunehmen.

Angesichts der Not dieser Menschen, die keine alternative Anlaufstelle hatten, fühlte ich mich als eine Vertreterin des Gesundheitssystems verpflichtet, meine fachliche Hilfe anzubieten. Diese Entscheidung erfolgte aber ebenso aus einem Gefühl der Solidarität heraus, da ich in meinem privaten Umfeld zahlreiche Bekannte und Freunde aus anderen Ländern und Kulturen hatte. Darüber hinaus war ich auch interessiert, mehr über die Lebensumstände und Lebensprobleme dieser Menschen zu erfahren, um interkulturelle Lebensprojekte und damit verbundene Erfahrungen und Konflikte besser kennenzulernen, zu verstehen und Wege zu suchen, diese therapeutisch zu begleiten.

BEISPIEL

Die ersten beiden interkulturellen Begegnungen

Es kamen vereinzelt eine junge Italienerin und später ein junger Italiener zu mir, beide beim Erstgespräch von den Eltern begleitet, die sich wegen anhaltender depressiver und ängstlicher Verstimmungen und teilweiser Psychosomatisierungsstörungen ihrer Kinder sehr besorgt zeigten. Sie suchten fachliche Hilfe für sie, waren aber auch verunsichert bis misstrauisch gegenüber einem therapeutischen Angebot, das ihnen fremd war.

Aufgrund ihrer bisherigen Erfahrungen mit klassischen medizinischen Heilmethoden erwarteten sie eine Untersuchung, Diagnose und eine medizinische Maßnahme in Form eines Medikaments oder körperlichen Behandlung, der sie sich mehr oder weniger passiv unterziehen mussten. Schon der therapeutische Ort, ein wohnlicher Raum mit Sesseln für ein ausführliches Gespräch war überraschend und wirkte verunsichernd, umso mehr als die Klienten von meinem Angebot erfuhren, über einen längeren Zeitraum einmal wöchentlich zu 50-minütigen Gesprächen kommen zu können.

Zudem war ich eine junge, über Fachkompetenz verfügende Vertreterin der Aufnahmegesellschaft, mit der sie bisher keine Begegnungserfahrung hatten und mit der sie sich nun auf eine derart ungewohnt intime

Gesprächssituation einlassen sollten. Auch für Menschen mit monokulturellem Lebenslauf stellt diese unbekannte Situation eine Herausforderung dar, umso mehr für Personen mit interkulturellem Lebenslauf, die sich einer Therapeutin mit fremden Umgangs- und Ausdrucksformen anvertrauen sollen.
Der Umstand, dass diese jungen Menschen von ihren Eltern gebracht wurden und sich nun entscheiden mussten, alleine zu mir zu kommen, löste ambivalente Gefühle aus: Einerseits war es beängstigend, sich der Situation alleine stellen zu müssen, andererseits war es aber auch verlockend, sich zu verselbstständigen und mit einer ihnen altersmäßig nahestehenden Fachfrau über ihre Schwierigkeiten sprechen zu können.
Ich erinnere mich, dass das italienische Mädchen sich sehr schwertat, sich auf das ihr fremde Heilverfahren einzulassen und in den Sitzungen etwas von sich mitzuteilen, sodass sie schon nach wenigen Sitzungen die Therapie aufgab. Der junge Mann hingegen kam über mehrere Monate in meine Praxis, er erlebte die Gespräche mit mir als Therapeutin und Vertreterin der Aufnahmegesellschaft als hilfreich. Die Gespräche über seine Schwierigkeiten und Ängste eröffneten ihm neue Sichtweisen auf sein Leben und seine Beziehungen zu seiner Familie einerseits und der deutschen Gesellschaft andererseits, denen gegenüber er sich offen und neugierig zeigte.
Als es inhaltlich immer mehr um die Beziehung zu seinen Eltern ging, um Abgrenzung und Autonomie, geriet er jedoch zunehmend in einen inneren Konflikt, den ich erst später richtig als Loyalitätskonflikt verstanden habe. Zudem vermutete ich einen unausgesprochenen Druck und Misstrauen seitens der verunsicherten Eltern, er brach die Therapie ab.

Diese beiden jungen Klienten ermöglichten mir meine ersten begrenzten Erfahrungen mit einer psychotherapeutischen Beziehung mit Menschen mit interkultureller Lebensgeschichte. Durch sie konnte ich einen kleinen Einblick in die Nöte und Konflikte von Eingewanderten gewinnen und wurde angeregt, über die sich daraus ergebenden Konsequenzen für die therapeutische Beziehung und Arbeit nachzudenken.

Dass im Lauf der Jahre mein berufliches Interesse an Klienten aus interkulturellen Lebenssituationen immer stärker wurde, hatte auch mit meiner eigenen Lebenssituation zu tun. Nach meiner Studienzeit war ich eine interkulturelle Partnerschaft eingegangen, aus der inzwischen eine Familie mit drei Kindern entstanden war. Das interkulturelle Familienleben, das mit entsprechend spezifischen Erfahrungen und der Bewältigung von neuartigen Konfliktkonstellationen verbunden war und ist, hat mich für diese Thematik zusätzlich sensibilisiert.

Meine Bereitschaft, mit Klienten mit interkulturellem Lebenslauf zu arbeiten, wuchs zudem mit der aufkommenden Einsicht und Bereitschaft unter den Eingewanderten, sich in ihrer Not bei Psychologischen Psychotherapeut:innen zu melden. Dies führte im Lauf der 1990er Jahre zu einem Anstieg der Nachfrage nach Psychotherapie, wie ich in meiner Praxis beobachten konnte.

1.1.7 Die Motivation für diesen Praxisbericht

Die sich verändernde Einstellung unter den Eingewanderten veranlasste mich meinerseits dazu, darüber nachzudenken, welches therapeutische Vorgehen in diesen Fällen angemessen und hilfreich sein könnte. Ich stellte mir die Frage, wie ich mich als Therapeutin verstehen und vorgehen sollte, da sich nun Menschen mir, einer Therapeutin mit anderen soziokulturellen Erfahrungen, anvertrauen wollten, indem sie ihre sehr persönlichen emotionalen Mitteilungen in einer fremden Sprache ausdrücken mussten.

Nach knapp 30 Praxisjahren möchte ich meine Erfahrungen und Reflexionen, so wie sie durch meine praktische Arbeit entstanden sind, darlegen. Dabei wünsche ich mir, dass mein psychotherapeutisches Erfahrungswissen als Beitrag verstanden wird, Verständnis und Zugang zu diesem Thema zu erleichtern, zu erweitern, oder um sich in ähnlichen Erfahrungen bestätigt zu fühlen. Mein Anliegen ist es, für die Themen und Konflikte dieser Klienten zu sensibilisieren, sie besser verstehbar zu machen und Wege aufzuzeigen, wie therapeutisch damit umgegangen werden kann. Vielleicht trägt meine Arbeit dazu bei, sowohl bei Fachleuten als auch potentiellen Klienten die Bereitschaft zu fördern, sich auf eine interkulturelle psychotherapeutische Beziehung einzulassen.

1.2 Erste Klient:innen mit interkulturellem Lebenslauf

Wie schon angedeutet, konfrontierten mich die ersten jungen interkulturell geprägten Klienten in aller Deutlichkeit mit einem Kernproblem aus ihrer besonderen Lebenssituation.

DEFINITION

Kulturbegriffe

Der von mir in meiner Arbeit verwendete Begriff „Kultur“ steht ausschließlich für die jeweilige Herkunftskultur der Klienten und für ihre sozialen Handlungsmodelle.
Mit dem Beiwort „interkulturell“ bezeichne ich solche Personen, die in ihrem Alltag ständig mit zwei, sogar drei Kultursystemen konfrontiert werden.
Mit „monokulturell“ beschreibe ich diejenigen der Klientinnen und Klienten, die ihren Alltag in einem vertrauten Kultursystem verbringen, selbst wenn sie täglich mit Andersartigkeit jeder Art konfrontiert werden.
Ich betrachte alle drei Begriffe als wertneutral.

Bei jungen Erwachsenen allgemein und so auch bei meinen ersten jungen italienischen Klienten führte das therapeutische Gespräch zwangsläufig zur Thematisierung der Beziehung zu den Eltern und zu Fragen nach eigenen Wünsche und Zielen, zu Fragen nach der Eigenständigkeit, Unabhängigkeit, Autonomie. Im Lauf der Gespräche stellte sich bei den dargestellten Klienten eine zunehmende Verunsicherung ein, die ich später als Loyalitätskonflikt verstanden habe, denn die Thematisierung der Beziehung zu den Eltern und deren vorsichtiges Hinterfragen wurde als Bedrohung erlebt und führte zum Rückzug aus der Therapie.

Eine intensivere Beziehung mit Vertreter:innen der Aufnahmegesellschaft und dadurch mögliche entstehende Bindungen wurden in diesen Familien durch eine monokulturelle Abkapselung weitgehend und vorbeugend vermieden. Es ist anzunehmen, dass in beiden Familien der jungen Klienten das klassische Lebenskonzept vieler Eingewanderten vorlag, wonach eine Rückkehr der Familie in den Heimatort vorgesehen war, dem sich möglichst nichts entgegenstellen sollte. Was die Einwanderung in die Bundesrepublik betrifft, muss mitbedacht werden, dass die Bundesrepublik von Anfang an, das heißt von 1955 an, nach dem bilateralen Anwerbeabkommen mit Italien, von sich behauptet hat, „kein Einwanderungsland zu sein“ und noch weniger werden zu wollen. Eine derartige Aussage hat es Einwandererfamilien zusätzlich schwer gemacht, sich zu öffnen. Entsprechend begrenzt waren die Deutschkenntnisse dieser jungen Erwachsenen, obwohl sie schon lange in Deutschland lebten, deutschsprachige Vorbereitungsklassen und italienischen Unterricht am Nachmittag besuchten und sich fast ausschließlich in einem italienischen Umfeld bewegten. Nicht anders verhält es sich bei anderen ethnokulturellen Minderheiten – auch heute noch.

1.3 Die Bedeutung der therapeutischen Beziehung

Nach kurzer Zeit zeigte sich, dass ein Einlassen auf die therapeutische Beziehung und Arbeit als direkte Gefährdung des tragenden Rückkehrkonzepts und der Bindung an die Eltern und das Herkunftsland erlebt wurde. Daran und an meiner Unerfahrenheit sind, wie schon erwähnt, der Aufbau einer tragfähigen Beziehung zu den jungen Klienten mit interkulturellem Lebenslauf schließlich gescheitert. Aufgrund späterer konstruktiv verlaufener interkultureller Therapieprozesse habe ich gelernt, dass es hilfreich und notwendig ist, sich als Therapeut:in dieses möglichen Konflikts bewusst zu sein, um ihn gegebenenfalls thematisieren zu können, ihn damit handhabbar zu machen, statt dass er das therapeutische Geschehen unbewusst und unbenannt bestimmt.

Ferner wurde mir aufgrund dieser und späterer Erfahrungen deutlich, dass Sprachkenntnisse oder auch sogenannte „interkulturelle Kompetenzen“, die laut entsprechender Fachleute zu erwerben seien, nicht ausreichen können, um mit interkulturell geprägten Klienten therapeutisch zu arbeiten.

Aufgrund meines interkulturellen Familienlebens und der Begegnung mit Klient:innen mit unterschiedlicher kultureller Herkunft, wurde mir langsam klar, dass die Lebenssituation der Eingewanderten eine besondere Lebens- und Erfahrungssituation ist, die sich in ihren komplexen Aspekten aus einer monokulturellen Lebenswelt nicht so einfach erschließen lässt. Das Bewusstmachen der Unterscheidung zwischen mono- und interkulturellen Lebensläufen, der darin implizierten Differenzen und der Schwierigkeit, eine interkulturelle Lebenswelt zu erfassen, hat sich für mich im Lauf der Zeit als die notwendige Voraussetzung dafür erwiesen, eine konstruktive therapeutische Beziehungssituation entwickeln zu können. Der Ansatz, sich durch den Erwerb interkultureller Kompetenzen, die Anfang der 1990er Jahre in verschiedenen Fortbildungsseminaren angeboten wurden, zu befähigen, mit Klienten aus anderen Kulturen arbeiten zu können, greift zu kurz. Ich denke es reicht nicht allein aus, sich Wissen über eine fremde Kultur anzueignen, sondern es ist entscheidend, als Therapeut:in eine offene, aufnahmebereite Haltung dem Unbekannten gegenüber einzunehmen.

1.3.1 Die Personzentrierte Herangehensweise

Wie schon erwähnt, habe ich mich während meiner ersten Praxisjahre in der therapeutischen Weiter- und Ausbildung mit Carl Rogers gesprächstherapeutischem Ansatz und mit Eugene T. Gendlins Focusing-Methode vertraut gemacht.

Dabei habe ich gelernt, mich als Lernende oder Erforschende zu begreifen, ausgestattet mit all dem psychologisch-psychotherapeutischen Wissen über Beziehungs-, Konflikt- und Prozessdynamiken und vieles mehr, aber offen, sich auf Neues und Unbekanntes einzulassen und sich damit vermehrt Unsicherheiten auszusetzen. Bei Carl Rogers habe ich gelernt, die therapeutische Beziehung in den Fokus zu stellen und die Qualitäten dieser Beziehung als wesentlich für den erfolgreichen Verlauf einer Psychotherapie zu erkennen.

Für meine Anfänge als Therapeutin und umso mehr in der langjährigen therapeutischen Arbeit mit interkulturell geprägten Klienten war folgender Hinweis besonders erhellend und hilfreich:

> *„Wenn ich eine Beziehung herstellen kann, die auf meiner Seite so charakterisiert ist: Authentizität und Transparenz, ich zeige mich in meinen wirklichen Gefühlen; warmes Akzeptieren und Schätzen des anderen als eigenständiges Individuum; Einfühlung, die Fähigkeit, den anderen und seine Welt mit seinen Augen zu sehen; dann wird der andere in dieser Beziehung Aspekte seiner selbst, die er bislang unterdrückt hat, erfahren und verstehen; finden, dass er stärker integriert ist und eher in der Lage sein, effektiv zu agieren; dem Menschen, der er sein möchte, ähnlicher zu werden; mehr Selbständigkeit und Selbstbewusstsein zeigen […]" (Rogers 1996, 51).*

Was habe ich daraus für mein Handeln in einer interkulturellen psychotherapeutischen Beziehungssituation ableiten können?
Das konsequente Bemühen um Umsetzung dieser Beziehungsqualitäten in einer interkulturellen psychotherapeutischen Situation bedeutete für mich vor allem: Trennendes, zunächst Unzugängliches und Unverständliches zu akzeptieren. Selbst, wenn es schwierig sein mag als Therapeut:in, Unsicherheiten und das Eingestehen von Unkenntnis zuzulassen und auszuhalten.

ZUSAMMENFASSUNG

Im Lauf späterer interkultureller Psychotherapieverläufe habe ich immer mehr und an erster Stelle darauf geachtet:

- einen Beziehungsraum zu schaffen, in dem sich die Klienten mit ihrer Andersartigkeit willkommen, sicher und wertgeschätzt fühlen. Im Hinblick darauf war es unter anderem wichtig:
- gegenseitige Fremdheitsgefühle zu akzeptieren,
- die Unsicherheit der Verständigung zu bemerken, zu thematisieren und zuzulassen,
- entsprechende Gefühle und Befindlichkeiten auf meiner Seite nicht zu verleugnen, sondern anzuerkennen.

Unsicherheiten dieser Art dürfen nicht unausgesprochen oder den Klienten in irgendeiner Weise negativ angelastet werden. In der Tat sind sie ein realer Aspekt derartiger Begegnungen, der wertfrei zugelassen und auch ausgehalten werden muss. Es geht nicht nur darum, über „interkulturelle Kompetenz" verfügen zu müssen, sondern um die Bereitschaft, für sich selbst und die Klienten transparent und offen mit eigenen Unsicherheiten oder Unkenntnissen umzugehen. Das Einlassen auf jede Art psychotherapeutischer Beziehung, und dies gilt in noch ausgeprägterem Maße für die interkulturelle Therapiesituation, wird, wenn authentisch und transparent im Sinne von Carl Rogers, mit Unsicherheit und Suchen, auch auf der Seite des oder der Therapeut:in verbunden sein. Damit jedoch entsteht für die Klienten, für ihre Entfaltung, ein möglichst offener, authentischer Beziehungsraum, in dem sich in einer auf diese Weise angestrebten symmetrischen Beziehung, Vertrauen und Annäherung entwickeln kann.

Wie schon angedeutet, stehen Klienten mit interkultureller Herkunft eigentlich immer, in unterschiedlicher Ausprägung, unter einem den Selbstausdruck beziehungsweise das Selbsterleben behindernden **Anpassungsdruck** durch die Einwanderungsgesellschaft, und befinden sich zudem unter einer belastenden Konfliktspannung zwischen der Bindung an das Herkunftsland und dem Wunsch nach Zugehörigkeit zum Einwanderungsland. Das Begreifen und Benennen dieser grundlegenden Problematik von Klient:innen mit interkulturellem Lebenslauf seitens des oder der Therapeut:in ist bedeutsam, um in der Therapiesituation auf einen gewissen Freiraum für eine **vollständigere Selbstwahrnehmung** hinarbeiten zu können, denn so Carl Rogers:

> *„Jeder Mensch ist in einem sehr realen Sinn eine Insel für sich, und er kann erst dann Brücken zu anderen Inseln bauen, wenn er zuallererst gewillt ist, er selbst zu sein, und wenn ihm das erlaubt wird" (Rogers 1996, 37).*

Insofern war es für mich immer wichtig, den therapeutischen Beziehungsraum zu einem Ort werden zu lassen, an dem ich die Klienten ermutigt habe, sich Fragen zu stellen, Gefühle und Wünsche zu erkunden, die im Lebensalltag von ihnen selbst beziehungsweise durch Ansprüche und Erwartungen anderer sowohl der Aufnahmegesellschaft, aber auch der eigenen Familie unterdrückt werden und als nicht erwünscht erfahren werden. Beispiele hierfür wären von der Aufnahmegesellschaft nicht unterstützte Zugehörigkeitswünsche der Klienten oder die Abkehr von Abkapselungstendenzen beziehungsweise Rückkehrfantasien der Herkunftsfamilie. Auf diese Weise habe ich versucht, eine Öffnung in eine selbstbestimmt gestaltete Zukunft hinein möglich werden zu lassen.

1.3.2 Verständigung und Therapiesprache

Was die Therapiesprache betrifft, ist immer wieder zu hören und zu lesen, dass interkulturell geprägte Klienten am besten bei einem Therapeuten aufgehoben seien, der ihre Sprache als Muttersprache spricht. Sicherlich ist dies eine gute Voraussetzung für eine therapeutische Begleitung, wenn auch die notwendigen fachlichen Qualifikationen gegeben sind.

Meine Erfahrungen mit Therapien, in denen ich aufgrund der geringen Deutschkenntnisse Italienisch sprechen musste, brachten jedoch auch andere interessante Aspekte ans Licht. Die Tatsache, dass ich zwar sehr gut Italienisch verstehe, mir aber das Sprechen, gerade im therapeutischen Kontext durchaus auch Anstrengung abverlangte und natürlich einige „Fehler" und Unsicherheiten beinhaltete, schuf eine Umkehrung der Situation, der diese Klienten in ihrem Alltag in Deutschland ständig ausgesetzt waren. Ich lieferte eine Gegenerfahrung zu der meist vorhandenen Vorstellung, fehlerfrei sprechen zu müssen und sich aufgrund der fehlenden Korrektheit unterlegen zu fühlen. Hier war ich einerseits die Fachfrau mit psychotherapeutischer Kompetenz, aber bezüglich der Sprache waren die Klienten kompetenter und sicherer. Sie konnten mir behilflich sein und die Verständigung war eine gemeinsame Unternehmung, ein gemeinsames Bemühen und ging nicht alleine zu ihren Lasten wie sonst in ihrem neuen Umfeld.

Diese Erfahrung kann bei dem oder der muttersprachlichen Therapeut:in nicht entstehen, zeigt sich aber in der therapeutischen Arbeit als ein ich-stärkender, die therapeutische Beziehung und Arbeit bereichernder Aspekt, womit zudem ein größeres Gleichgewicht zwischen den Interaktionspartnern hergestellt wird und somit Unterlegenheitsgefühlen und Anpassungsdruck, die sich sonst häufig im Alltag des Einwanderungslandes einstellen, entgegengewirkt wird.

1.3.3 Erfahrungen mit Focusing

In diesem Kontext interkultureller psychotherapeutischer Erfahrungen ist für mich der Ansatz von Eugene T. Gendlin mit dem Focusing-Konzept äußerst hilfreich gewesen, da hier der Erlebensbereich jenseits von Sprache miteinbezogen wird. Schon bei Carl Rogers hatte ich erfahren:

> *„[...], dass das Gefühl, mit dem mein ganzer Organismus eine Situation wahrnimmt, verlässlicher ist als mein Intellekt" (Rogers 1996, 38).*

Dieses Wahrnehmen vor der sprachlichen Symbolisierung gewinnt im Rahmen der interkulturellen Therapie nochmals eine besondere Bedeutung, da es die Fähigkeit, eine Sprache sehr gut sprechen zu müssen, als Voraussetzung für die Psychotherapie in Frage stellen lässt.

Umso mehr habe ich mich in meinen dargelegten Erfahrungen durch folgende Beschreibung von Eugene T. Gendlin bestätigt gefühlt:

„Focusing ist, kurz gesagt, wenn man bei etwas, das man unmittelbar erlebt, aber nicht versteht, dabei bleibt. Diese Zeit mit etwas Unklarem, diese paar Sekunden oder paar Minuten, in denen man mit etwas ist, das man ganz konkret erlebt, ohne zu wissen, was es ist – das ist Focusing. [...] Dort, wo die Worte aufhören, fängt das Focusing an" (Gendlin 2008, 27).

Es geht darum, das körperliche Gefühl, meist in der Körpermitte, zu finden, das sich in einer Situation einstellt oder mit einem Problem verbunden ist und es zu erspüren, dort zu verweilen, um es dann bewusst und sprachlich zu erfassen. Eugene T. Gendlin legt dar, dass das körperliche Gefühl von der Situation mehr weiß als der Intellekt.

„Mein Körper ist so eine Art Unterlage – unterhalb der Angst, unterhalb des Ärgers, und diese körperliche Unterlage beinhaltet mehr als nur die Angst oder nur den Ärger" (Gendlin/Wiltschko 1999, 15).

„Der Körper weiß, was alles dazu gehört und was nicht" (Gendlin/Wiltschko 1999, 16).

Bekanntlich nennt Eugene T. Gendlin das unklar Gefühlte den *Felt Sense*. Das Arbeiten mit dem *Felt Sense* und das schrittweise Herausarbeiten des Bedeutungsgehalts führen zu unerwarteten, neuen Inhaltsaspekten des Problems, an dem gearbeitet wird. Wird ein passendes Wort, das in der Focusing-Fachterminologie als „*Griff*" bezeichnet wird, für das Empfundene gefunden, vollziehen sich Schritte hin zu bislang Unerkanntem, zu neuen Ausdrucksformen und Empfindungen, die *Felt Shifts* genannt werden, die überraschend und befriedigend erlebt werden. Indem die Aufmerksamkeit auf das unmittelbare körperliche Empfinden zu etwas gerichtet wird und ich abwarte, dass sich daraus sprachlich etwas bildet, geht die Sprache vom Körper aus.

„Die Sprache kommt nicht hinein ins Leben, sie kommt aus dem Leben heraus" (Gendlin/Wiltschko 1999, 50).

Von diesem körperlichen Ort aus, wo der *Felt Sense* spürbar ist, kommt dann „frische Sprache“ heraus.

Das Sich-Lösen von der Sprache und das Bezugnehmen auf und Erfragen des körperlich Gefühlten hat mir einen vertiefenden Zugang eröffnet und insbesondere in der interkulturellen Psychotherapiearbeit die teilweise Überwindung der dort in besonderem Maße gegebenen Eingeschränktheit durch die Nicht-Muttersprache ermöglicht. So habe ich als Therapeutin bei einer gegebenen Thematik die Aufmerksamkeit der Klienten auf den Felt Sense richten lassen und sie aufgefordert, zunächst Worte aus ihrer Muttersprache für das Gefühlte zu finden, bis ein Felt Shift entstanden ist. Der Rückgriff auf die Muttersprache ist für den therapeutischen Prozess förderlich, da die sprachlich schwer zugänglichen Empfindungen in einer Sprache, in der frühe und emotionale Erfahrungen gespeichert sind, leichter oder authentischer symbolisiert werden können als in einer später erlernten Sprache. Als Therapeutin musste ich nicht unbedingt wissen, was die Klient:innen inhaltlich gefunden haben; an ihrem körperlichen Erleben, das ich sachkundig begleitet habe, wusste ich, es geschieht etwas therapeutisch Relevantes. Ich habe mich, wie Eugene T. Gendlin das nennt, als Prozessspezialistin verstanden und die Klienten waren Inhaltsexperten. In einem zweiten Schritt konnte ich die Klienten bitten, das Erlebte in der deutschen Sprache zu beschreiben. Die Klienten konnten damit den erlebten bedeutsamen Entwicklungsschritt auch in der Nicht-Muttersprache verankern. Durch das Kommunizieren des Erlebten an die Therapeutin als Vertreterin der Aufnahmegesellschaft, vollzieht sich eine bedeutsame Vermittlung von Erfahrung sowohl für sich als auch für den anderen. Auf diese Weise können die Klienten von der Therapeutin tiefgehender verstanden werden, aber auch Erinnerungen und Gefühle in der neuen Sprache benennen und wiederfinden. Anzumerken ist, dass das Focusing-Vorgehen sowohl bei Klient:innen konstruktiv umgesetzt werden kann, deren Sprache ich überhaupt nicht spreche, aber trotzdem ihre muttersprachlichen Begriffe anfragen kann, als auch für Klienten, deren Muttersprache ich verstehe.

1.3.4 Beispiel für einen Focusing-Prozess

Um das Vorgehen beim Focusing ein wenig zu veranschaulichen, möchte ich ein kurzes Beispiel schildern, wie ein Focusing-Prozess ablaufen könnte.

BEISPIEL

Eine Klientin schildert eine immer wieder auftretende lähmende Bedrücktheit, die sie beim Schreiben der Semesterarbeit blockiert. Ich frage nach, wie sich diese Bedrücktheit in ihrem Körper (Hals-Brust-Bauchbereich) anfühlt, fordere sie zu genauem Hinspüren auf. Sie beschreibt etwas wie Verkrampfung, etwas Hartes, dann „wie eine Mauer". Ich bitte sie, bei der Empfindung zu bleiben, um sie genauer zu erfassen und kennenzulernen. Nach einiger Zeit benennt sie diese Empfindung mit Angst, „da ist Angst". Dieses verstehende Benennen ist mit einer kleinen Erleichterung verbunden, einem *Felt Shift*.
Dieser Prozess des geduldigen Hinspürens und Anfragens an das körperlich Gefühlte wird fortgesetzt, z. B. durch die Frage „was ist das genau für eine Angst?", sodass sich immer mehr Bedeutung entfalten kann. In einem weiteren Schritt kommt von der Klientin der Satz „ich darf keinen Fehler machen" und die Erinnerung an einen strengen Blick der Mutter.

In der Arbeit mit Klienten können beziehungsweise sollten diese beschriebenen Schritte, die von mir als Therapeutin in der deutschen Sprache angefragt werden, zunächst einmal in der Muttersprache gefunden werden. Indem die Klienten die Gefühle, Empfindungen oder auftauchenden Bilder muttersprachlich benennen, kommen sie spontan, enthalten ursprüngliche Erinnerungen und Sinneseindrücke. Erst wenn der umfassende Bedeutungsgehalt durch die muttersprachliche Symbolisierung in den Klienten verankert ist und entsprechende emotionale Veränderungsschritte (Shifts) ausgelöst hat, können die Klienten in einem weiteren späteren Schritt in der neuen Sprache Worte und Begriffe dafür finden und die Therapeutin kann das Erlebte inhaltlich weiter zugänglich machen.

Die Arbeit mit dem Felt Sense als etwas zunächst unklar Gefühltes, das erst mal muttersprachlich gefasst wird, um es dann weiter in der neuen Sprache einem Gesprächspartner aus der Aufnahmegesellschaft zu vermitteln, enthält großes Entwicklungspotential. Bereits der erste aus dem Felt Sense entstehende muttersprachliche Symbolisierungsschritt kann überraschende, entwicklungsfördernde Erkenntnisse bezüglich des eigenen Selbst entfalten. Mit dem Vermitteln dieses Erlebens in der Sprache der Aufnahmegesellschaft werden emotional bedeutsame Erfahrungen in der neuen Sprache verankert, und indem sie von der Therapeutin wahrgenommen und bestätigt werden, wird die Entwicklung eines interkulturellen Selbstverständnisses und damit eines erweiterten und stabileren Selbst gefördert. Aber auch mir als Therapeutin eröffnet sich ein interkultureller Bedeutungs- und Erfahrungsbereich, indem die Klienten aus ihrer Muttersprache körperlich verankertes emotionales Erleben in meine Sprache transportieren.

1.3.5 Im Einklang mit der Biografie

Als eifrige Leserin von interkultureller Literatur bin ich hier und dort auf Werke gestoßen, in denen Teile ein und desselben Lebenslaufs aufgespürt und zusammengefügt werden, um dem interkulturell geprägten Ich-Erzähler oder Protagonisten zu ermöglichen, sich in Einklang mit seiner Vergangenheit und Gegenwart erleben zu können. Dies geschieht unter anderen in Theodor Kallifatides' Roman *Der gefallene Engel* (1981), in Franco Biondis Familiensaga *Die Unversöhnlichen* oder *Im Labyrinth der Herkunft* (1991), sowie in Héctor Bianciottis autobiografischem Roman *Was die Nacht dem Tag erzählt* (1992).

So kann ein in diesem Sinne interkulturelles psychotherapeutisches Arbeiten durch das Verbinden beider kultureller Lebens- und Erfahrungsräume zur Entwicklung eines erweiterten, die Entstehung von Zukunftsprojekten ermöglichenden Selbstverstehens beitragen.

> *„Zeit und Raum aus zwei Kulturen werden in der Sprache in Einklang gebracht, in der auch eine Zukunft angestrebt wird" (Chiellino 2001, 92).*

Dem entspricht das psychotherapeutisch angestrebte Ziel, durch Auflösen von Inkongruenzen, Blockaden und Konflikten zu mehr Integrität, Stabilität, Selbstakzeptanz und Selbstbewusstheit zu gelangen.

Aus heutiger Sicht kann ich feststellen, dass ich ausgehend von den ersten Erfahrungen mit Klient:innen mit interkulturellem Lebenslauf und dem Erkennen von Besonderheiten in der Begegnung mit ihnen, vor allem in dem personzentrierten Ansatz von Carl Rogers und in Eugene T. Gendlins Focusingmethode leitende Hinweise gefunden habe, um in meiner therapeutischen Tätigkeit mit diesen Klient:innen weiterzukommen. Sie haben sich deswegen für meine interkulturelle therapeutischen Arbeit als sehr geeignet erwiesen, da sie mir eine offene prozessorientierte psychotherapeutische Arbeit ermöglichten, in der ich mit Fremdem, Unbekanntem und sprachlich Unzugänglichem konstruktiv und wertschätzend umgehen konnte. Zudem habe ich wiederholt feststellen können, dass sie eine psychotherapeutische Beziehung begünstigen, die auf Symmetrie und einen von beiden Seiten gestalteten therapeutischen Prozess abzielt.

Zugleich entgeht mir nicht, dass sich das hier aufgezeigte Vorgehen selten in einer idealen Form umsetzen lässt und dies muss auch nicht sein. Es ist aber als Orientierung gebendes Konzept für mich hilfreich gewesen, um den therapeutischen Raum für möglichst viele Facetten des interkulturellen Geschehens offen zu halten.

Bereits die Tatsache, unabhängig von der Sprachwahl, dass der oder die Klient:in mit einer Vertreterin der Aufnahmegesellschaft in eine intensive

Beziehung und Kommunikation tritt und das Bemühen um ein Sich-verständlich-Machen einerseits und Verstehen andererseits, das von beiden Gesprächspartnern zu leisten ist, schaffen die Basis für ein Zusammenführen der Erfahrungen aus zwei kulturellen Welten und öffnen und erweitern beidseitig die Wahrnehmungsfähigkeit und Akzeptanz für Andersartiges. Die so wachsende psychotherapeutische Beziehung ermöglicht es den Klienten, deren psychisches oder körperliches Unwohl- oder Kranksein auch im Kontext belastender Fremdheits-, Isolations- und Ausgrenzungserfahrungen zu verstehen ist, sich vollständiger und wertgeschätzt erleben zu können. Dies kann zu heilsamen Erfahrungen von Verbundenheit oder womöglich auch wachsender Zugehörigkeit zum Einwanderungsland beitragen.

ZUSAMMENFASSUNG

Wichtige Wirkfaktoren, die sich meiner Erfahrung nach in der ambulanten interkulturellen Psychotherapie bewährt haben:

- Beziehungsangebote, die Unsicherheit und Fremdheitsgefühlen einen akzeptierenden Raum bieten
- Die personzentrierten Qualitäten: Echtheit, Empathie und Wertschätzung
- Die Arbeit über den Körper mit dem Verweilen beim noch nicht Verstandenen wie im Focusing
- Die Erfahrung des therapeutischen Gegenübers als wohlwollendem Vertreter des Einwanderungslandes – unabhängig von sprachlichen Differenzen

2. Für eine Typologie der psychotherapeutischen Arbeit mit Klient:innen mit interkulturellem Lebenslauf

In meiner langjährigen psychotherapeutischen Praxis gab es immer einen bedeutenden Anteil an Klient:innen, die selbst als Erwachsene ausgewandert waren oder mit ihren Eltern als Kinder nach Deutschland kamen oder hier als Kinder eingewanderter Eltern geboren wurden. Die Altersspanne der Klient:innen reichte vom jüngsten Klienten mit 19 Jahren zur ältesten, die bei Beginn der Therapie Anfang 60 Jahre alt war. Die Klient:innen waren in der Regel zunächst bei einem Hausarzt vorstellig geworden, auch weil gerade bei den älteren ein eher körperlich geprägtes Krankheitsverständnis vorlag. Sie beschrieben diffuses körperliches Unwohlsein, Schlafstörungen, Antriebslosigkeit, depressive Verstimmung. Die meisten wurden dann mangels eines körperlichen Krankheitsbefunds an einen oder eine Psychiater:in und dann weiter an mich verwiesen. Wie ich bereits in der Einleitung dargestellt habe, gestaltete sich Anfang der 1990er Jahre der Zugang zum oder zur Psychotherapeuten:in noch schwieriger als heute, ein Großteil der Eingewanderten wandte sich zunächst an die Sozialmissionen ihrer Länder. Diese halfen beraterisch weiter oder verwiesen die Menschen an Psychiater:innen, wo sie teils medikamentös behandelt wurden, auch aus Mangel an psychotherapeutischen Angeboten. Die Psychoanalytische Psychotherapie, die als erstes Verfahren von den Krankenkassen auf dem Kostenerstattungsweg finanziert wurde, war für die Mehrzahl der potentiellen Klienten kein adäquates Verfahren, abgesehen davon, dass es einen eklatanten Mangel an Therapieplätzen gab. Erst als im Lauf der 1990er Jahre auch andere Therapieverfahren in der Kostenerstattung von den Krankenkassen übernommen wurden, wurde von immer mehr Psychologischen Psychotherapeut:innen ambulante Psychotherapie angeboten. Die Versorgungslage verbesserte sich mit Inkrafttreten des Psychotherapeutengesetzes 1999, wodurch sich Psychologen:innen mit einer Kassenzulassung niederlassen konnten. Zunächst war als Voraussetzung ein sogenannter Konsiliarbericht eines Arztes Voraussetzung. Diese Hürde wurde dann wenige Jahre später auch beseitigt. Der Konsiliarbericht war nicht mehr erforderlich und damit der Umweg über einen Arzt aufgehoben.

2.1 Nutzen eines typologisierenden Vorgehens

Mit dem direkten Zugang zur Psychotherapeutin ging auch eine Veränderung der öffentlichen gesellschaftlichen Einstellung zur Psychotherapie und psychischen Krankheiten einher, die zunehmend einen gleichwertigen Platz neben Medizin und somatischen Erkrankungen einzunehmen begannen. Im Zuge dieser Entwicklung fanden immer mehr Menschen den Weg zum Psychologischen Psychotherapeuten, zunehmend auch Eingewanderte. Vor allem wurden sie auch von den Hausärzten, an die sie sich mit ihren Beschwerden meist zuerst hinwendeten, ohne den Umweg über einen Psychiater direkt an Psychotherapeut:innen verwiesen.

Das psychotherapeutische Angebot für eine Einzelpsychotherapie bestand und besteht auch heute noch in einem Erstgespräch und sogenannten 5 probatorischen Sitzungen, in denen beide Beteiligte klären können, ob eine Psychotherapie indiziert ist und in welchem Umfang, ob sie als Kurzzeittherapie mit 25 Sitzungen oder als Langzeitpsychotherapie mit mindestens 50 Sitzungen durchgeführt werden sollte.

Bei meinen überwiegend in Langzeittherapie behandelten Klient:innen, bei denen depressive Störungen, Angststörungen und psychosomatische Beschwerden oder ausgeprägte Selbstwertproblematiken vorlagen, konnte ich mit der Zeit feststellen, dass sich in den Anamnesen bestimmte kindliche Lebenssituationen, spezifische Umstände, die zur Auswanderung geführt hatten oder prägende Konfliktkonstellationen, die sich als mit bedingende Faktoren für die spätere Problematik der Klient:innen herausstellten, wiederholten.

Diese Erkenntnis warf für mich die Frage auf, ob sich für die interkulturell geprägte Klientengruppe typische Konfliktmuster aufzeigen ließen, womit die Zuordnung störungsspezifischer Themen einhergeht, die den therapeutischen Zugang somit erleichtern würde. Angeregt wurden diese Gedanken auch durch die Lektüre von interkulturell geprägten Schriftstellern, in der bei den dargestellten Romanfiguren spezifische Themen und Problematiken wiederholt geschildert wurden. Indem in der Anamnese eines Klienten eine typische Konfliktkonstellation aufzeigbar wäre, würde dies eine bedeutsame Orientierungshilfe zum Verständnis der Psychodynamik des Klienten als Grundlage der psychotherapeutischen Behandlung beinhalten.

Es gelang mir eine Typologie von neun Konfliktkonstellationen herauszuarbeiten, die ich im Folgenden aufführen und in der vorliegenden Arbeit an je einem Fallbeispiel veranschaulichen werde.

ZUSAMMENFASSUNG

Die neun Konflikttypen nenne ich:

- Selbstwert und Autonomie
- monokulturelle Träume und Ideale
- Leistung und Zugehörigkeit
- das eigene Lebensprojekt
- Befreiung aus familiären Loyalitäten
- enttäuschte Zugehörigkeit
- Ausbruch aus monokultureller Abkapselung
- raus aus Scham- und Minderwertigkeitsempfinden
- im Spannungsfeld kultureller Zugehörigkeit

2.2 Die Struktur der Fallanalysen

Aus dem Spektrum der in Frage kommenden Klient:innen habe ich die dargestellten Fälle nach folgenden Kriterien ausgewählt:

Generationszugehörigkeit, unterschiedliche Herkunftsländer, sowie die Varietät und Ausgeprägtheit bedeutsamer Konfliktkonstellationen.

Die Auswahl ergab sich auch aus dem Kontext der gesellschaftlichen Entwicklung zwischen 1990 und 2018, in der ich als Psychologische Psychotherapeutin tätig war, und in der eine bestimmte Ankunftsabfolge der Eingewanderten zu beobachten war, die sich natürlich in der Zusammensetzung der Klienten in meiner Praxis niederschlägt. Eine psychotherapeutische Behandlung wird in der Regel nicht unmittelbar nach Ankunft gesucht, sondern erst nachdem die Eingewanderten ihre zunächst anstehenden Probleme, wie Arbeits- und Wohnungssuche, gelöst haben und sich einen Alltag aufgebaut haben. Somit sind die Eingewanderten als Klienten besonders vertreten, die in den 1970er und 1980er Jahren eingewandert sind oder bereits früher eingewandert waren, wie insbesondere Italiener, Türken und deutschstämmige Russen.

Im Folgenden werde ich an exemplarischen Falldarstellungen zentrale, typische Themen und Konfliktkonstellationen herausarbeiten, die ich in meiner Arbeit vorgefunden habe, und die zu hohem Leidensdruck bei den Menschen führten, sodass sie psychotherapeutische Hilfe suchten. Dabei gibt es im Gesamtbild der verschiedenen Konfliktfelder natürlich Überschneidungen und Ähnlichkeiten, dennoch lassen sich unterschiedliche, fallübergreifende, voneinander abgrenzbare Schwerpunkte in der Konfliktthematik erkennen, deren Kenntnis zu einem besseren Verständnis der Klienten mit interkulturellem Lebenslauf und damit zu effektiverer therapeutischer Hilfe beitragen kann.

Anhand der folgenden Fallbeispiele möchte ich aufzeigen, wie diese typischen Konflikte das individuelle Leben prägen, psychische Probleme verursachen und wie sie im Hinblick auf Veränderung verstanden und psychotherapeutisch bearbeitet werden können.

Im Lauf der vorliegenden Arbeit an den Falldarstellungen haben sich für mich verschiedene relevante Unterpunkte ergeben, sodass ich die Darstellung der psychotherapeutischen Fallarbeit anhand dieser systematisierenden Aspekte geordnet habe, um das Material übersichtlicher darstellen und die verschiedenen Fälle in ihrer Eigenart besser erfassen und vergleichen zu können. Die berücksichtigten Fallbeispiele spiegeln die Zusammensetzung meiner Klientel wider, die sich im Lauf der Praxisjahre so ergeben hat, und wurden von mir nicht selektiv ausgewählt. Sollte ihre Zusammensetzung heute nicht mehr typisch erscheinen, ist dies der Authentizität der Berichte geschuldet.

2.2.1 Überblick über die Vorgehensweise

Die unten folgenden und von mir entworfenen Paradigmen sind als Kernhinweise auf die interkulturelle Zusammensetzung der betreffenden Fallbeispiele gedacht. Jedes der neun Konfliktfelder wird derselben Struktur folgend dargestellt:

Eine kurze Fallbeschreibung und die überblicksartige Darstellung des sogenannten interkulturellen Paradigmas (u. a. Herkunftsländer der Klienten und gegebenenfalls der Lebenspartner, Erfassung des Lebensmittelpunkts und der beruflichen Situation).

Die Herausarbeitung des zentralen Konflikts
Hierunter fasse ich im ersten Absatz die im Herkunftsland vorhandenen Probleme familiärer, beruflicher sowie sozialer und politischer Art zusammen, die eine Bereitschaft beziehungsweise den Wunsch, das Land zu verlassen, begründen. Zudem zeige ich die Hoffnungen und Erwartungen auf, die mit dem Leben im Einwanderungsland verbunden sind.

Im zweiten Absatz benenne ich die im Einwanderungsland entstandenen und die Klienten beeinträchtigenden Erfahrungen, Schwierigkeiten und Konflikte, die letztlich zur psychischen Dekompensation und Entwicklung einer behandlungsbedürftigen psychischen Störung führten.
Im Anschluss daran erfolgt:

Die Ausführung der Falldarstellungen anhand von vier Unterpunkten, die das gewählte Beispiel unter dem Gesichtspunkt der interkulturellen Herangehensweise systematisierend beschreiben sollen.

Im Folgenden werde ich diese Unterteilungen zunächst inhaltlich erläutern und ihre jeweilige Bedeutung für die interkulturelle psychotherapeutische Arbeit darlegen.

2.2.2 Die therapeutische Beziehung als neuer Bezugspunkt

Die therapeutische Beziehung ist, wie besonders Carl Rogers erstmals explizit herausgestellt hat, die Basis des therapeutischen Prozesses. Ihre Qualität bestimmt ganz wesentlich die Entfaltungs- und Selbstentwicklungsmöglichkeiten des oder der Klienten:in in der psychotherapeutischen Arbeit. In der interkulturellen Psychotherapie gilt es nun die Besonderheit dieser Beziehungssituation zu berücksichtigen. In diesem Fall begeben sich die Eingewanderten in ein für sie neues, unvertrautes Beziehungsgeschehen, indem sie sich einer Fachperson der Aufnahmegesellschaft, die gewissermaßen in einer Stellvertreterfunktion für dieses Land steht, mit ihren sehr persönlichen Problemen in einer fremden Sprache anvertrauen. Damit erhält diese therapeutische Beziehung eine zusätzlich bedeutsame gesellschaftliche Dimension, der sich die Therapeutin bewusst sein sollte. Der Klient erhält hiermit womöglich erstmals einen bisher so nie erlebten konflikt- und angstfreien Bezugspunkt im Einwanderungsland. Die Intimität und Geschütztheit der therapeutischen Dyade, die für jeden Klienten grundsätzlich eine besondere und heilsame Erfahrung darstellt, verändert somit auch ihre Beziehung um Einwanderungsland, indem im besten Fall positive, entwicklungsfördernde Erfahrungen ermöglicht werden.

Dieser Aspekt der interkulturellen Arbeit als Psychotherapeut:in, nämlich als Vertreter:in der Aufnahmegesellschaft zu fungieren, sollte zusätzlich bei der Reflexion der Komplexität der Therapeutenrolle beachtet werden, gerade auch in der den Therapieprozess unterstützend-förderlichen Hinsicht.

2.2.3 Hintergründe für die Entscheidung auszuwandern beziehungsweise die initiale Einwanderungssituation in der Kindheit

Die Kenntnis und das Erfassen der Hintergründe der Entscheidung auszuwandern beziehungsweise der kindlichen Einwanderungssituation bei den Klient:innen, die als Kinder nach Deutschland kamen, ist eine Voraussetzung dafür, zu verstehen, wie und warum die Konflikte im Einwanderungsland entstehen, die schließlich zu einer solch massiven psychischen Belastung werden, sodass eine Psychotherapie notwendig wird.

Es handelt sich dabei beispielsweise um im Herkunftsland oder in der kindlichen Einwanderungssituation vorgefundene familiäre, soziale und politische Gegebenheiten, um prägende Lebensereignisse, spezifische psychische oder auch körperliche Befindlichkeiten sowie auf die Zukunft gerichtete Wünsche und Erwartungen der Klienten. Diese stellen den Hintergrund dar für Erfahrungen und Erlebnisse im Einwanderungsland, und beeinflussen mit, ob diese eher enttäuschenden, beeinträchtigenden oder bestärkend förderlichen Charakter haben. Das Bewusstmachen und kritische Reflektieren all dieser Faktoren ist ein wichtiger Teil der therapeutischen Arbeit, mit dem Ziel, den Klienten die eigene konflikthafte Entwicklung umfassender verständlich werden zu lassen und damit ihre Befindlichkeit einer Veränderung zugänglich zu machen.

2.2.4 Die defizitäre Selbstwahrnehmung und die interkulturelle Sicht

Bei den Klienten ist sehr oft eine defizitäre Selbstwahrnehmung der eigenen Person oder bestimmter Eigenschaften und Fähigkeiten festzustellen. Ein sehr häufiger Fall ist schon allein die Abwertung der eigenen Sprachkompetenz, die wegen der Ausspracheart oder fehlerhafter Grammatik in Frage gestellt wird. Gründe für diese defizitäre Selbstbewertung sind unter anderem geringe Schulbildung, bereits bestehende Selbstwertzweifel, unrealistische Selbstansprüche, Idealisierungen des Einwanderungslandes sowie vielfältige Abwertungs- und Ausgrenzungserfahrungen im Alltagsleben. Zur Förderung eines positiveren Selbstbildes ist es hilfreich, eine neue, nämlich interkulturelle Perspektive einzunehmen, durch die die besonderen Leistungen und Fähigkeiten der Klienten erkennbar werden. Es geht darum herauszustellen, dass der Klient sich seit Jahren bemüht, sich in einer für ihn zunächst fremden Lebenswelt und Kultur zurechtzufinden und im Lauf der Zeit vielfältige Alltagsbewältigungskompetenzen entwickelt hat. Diese bisher erbrachte und weiterhin ständig geforderte Anstrengungs- und Leistungsbereitschaft muss explizit gewürdigt und die entwickelten Fähigkeiten in ihrer Besonderheit anerkannt werden.

Wie ich in der therapeutischen Arbeit immer wieder festgestellt habe und den Klient:innen zu vermitteln versuchte, kann eine in Aussprache und Grammatik „fehlerhafte" Sprache äußerst differenziert und aussagestark gesprochen werden.

Die interkulturelle Sicht des Klienten auf sein Leben im Einwanderungsland ermöglicht erst eine angemessene Bewertung seiner Lebensleistung. Nur so erkennt er, welchen komplexen Herausforderungen er sich ausgesetzt hat, indem er die eigene Sprache, Kultur und sozialen Beziehungsstrukturen aufgegeben hat, um in einem fremden Land mit dessen Sprache und gesellschaftlichem System leben zu lernen. Die interkulturelle Perspektive erlaubt auch, entstandene Konflikte vor dem Hintergrund der Unterschiedlichkeit der beiden Kulturen zu verstehen.

Durch Förderung eines interkulturellen Verständnisses können die eigenen Schwierigkeiten in der interkulturellen Lebenssituation nicht nur als individuell begriffen werden, sondern auch als Konsequenz interkultureller Gegebenheiten, darunter auch in der Gesellschaft vorhandene Ausgrenzungs- und Abwertungsmechanismen, wodurch sich ein von Selbstzweifeln entlastetes und erweitertes Verständnis des eigenen Lebenswegs, aber auch der Einwanderungssituation allgemein entwickeln kann.

2.2.5 Autonomie und der Wunsch nach Zugehörigkeit

Sowohl in den Motiven der Klienten für die Entscheidung auszuwandern als auch in den Entwicklungsprozessen der Klienten, die als Kinder mit den Eltern ausgewandert sind oder hier geboren wurden, lässt sich ein starkes Bestreben nach Autonomie und die Suche nach einem selbstbestimmten Leben, wofür das Einwanderungsland Verwirklichungschancen zu bieten scheint, auffinden. Das Bemühen um eine Befreiung von einschränkenden familiären Strukturen, zum Beispiel auch von einem autoritären Vater, stellt einen wichtigen Antrieb in der Lebensgestaltung dar.

Die Autonomiewünsche, die im Einwanderungsland versucht werden umzusetzen, lösen jedoch, je mehr dies gelingt, häufig auch Ängste aus, die Zugehörigkeit zum Herkunftsland, zur Familie zu verlieren und sind mit Schuldgefühlen verbunden. Auf diesen Loyalitätskonflikt werde ich bei den Grundhinweisen unter einem eigenen Punkt nochmals eingehen. Auf der anderen Seite birgt der Wunsch nach Zugehörigkeit zum Einwanderungsland, der Wunsch nach Akzeptanz und Aufnahme, auch die Gefahr von übermäßiger Anpassung und Aufgabe der eigenen Andersartigkeit in sich. Dies kann unter anderem zu hemmenden und belastenden Selbstzweifeln und Verunsicherungen führen.

Die eigene Autonomie und Selbstbestimmtheit zu entfalten stellt eine große Herausforderung für die Klienten dar, sich nach zwei Seiten hin, zum Herkunfts- und Einwanderungsland, mit Erwartungen, Ansprüchen, Wünschen und Leitbildern kritisch auseinanderzusetzen, um eine eigene Position finden zu können.

Dieses hier sich zeigende Spannungsfeld zwischen zwei Kulturen, dem die Klienten mit den damit verbundenen emotionalen Belastungen ausgesetzt sind, ist ein typisches und zentrales Merkmal der interkulturellen Lebenssituation.

Für die in Deutschland geborenen Kinder der Eingewanderten, die bereits im sensiblen Alter in Kindergarten und Grundschule ausgrenzenden und diffamierenden Erfahrungen ausgesetzt sind, stellen derartige Kränkungen eine massive Belastung für die Entwicklung eines stabilen Selbstwertgefühls dar.

Nach diesen Ausführungen folgen nun die entsprechend systematisierten Falldarstellungen. Dabei beschränke ich mich in der Beschreibung der psychotherapeutischen Vorgehensweise zielgerecht auf die Aspekte, die unter dem interkulturellen Gesichtspunkt bedeutsam sind. Von einer Vollständigkeit in der Darstellung der Fallbeschreibungen der Klient:innen kann somit nicht ausgegangen werden.

3. Neun zentrale Konfliktfelder und exemplarische Falldarstellungen

3.1 Selbstwert und Autonomie

3.1.1 Interkulturelles Paradigma

Klientin, 55 J., Herkunftsland Kolumbien
Seit 30 Jahren in Deutschland, verheiratet, 2 Töchter

Im Zentrum dieses Konflikts stehen bereits im Herkunftsland erfahrene Beeinträchtigungen des Selbstwertgefühls, die den Wunsch auslösen, sich durch die Auswanderung daraus zu befreien und ein selbstbestimmtes Leben ohne einschränkende Abhängigkeiten zu führen. Die Ehe mit einem älteren, dominanten deutschen Mann erschwert für die Klientin das Erreichen ihres Lebensprojekts.

	Klientin	Partner
Herkunftskultur	Kolumbien	Deutschland
Ausbildung	Akademikerin	Angestellter
Begegnungsland	Kolumbien	
Lebensmittelpunkt	Deutschland	

3.1.2 Kurze Fallbeschreibung

BEISPIEL

Die Klientin, Frau K., wuchs in einer finanziell abgesicherten 7-köpfigen Familie auf. Ihre Kindheit war geprägt von Konflikten mit einer streng katholischen Mutter. Sie fühlte sich zurückgesetzt, weniger wertgeschätzt als die Brüder, von denen sie auch Hänseleien ertragen musste. Vom unerreichbar erscheinenden Vater erlebte sie sich, anders als die Geschwister, nicht wahrgenommen. In ihr entwickelten sich tiefe Wertlosigkeits-, Neid- und Konkurrenzgefühle sowie Ängste.
Sie absolvierte ein Studium der Ökonomie/Soziologie in Bogota, übte den Beruf jedoch nie aus.

Als sie einen deutschen Touristen, einen einige Jahre älteren „gut aussehenden, stattlichen Mann" kennenlernte, der sie heiraten wollte, willigte sie bald ein und folgte ihm voller Hoffnungen nach Deutschland.
In Deutschland bekam Frau K. sehr schnell ihre erste und drei Jahre später die zweite Tochter, sodass an Berufstätigkeit nicht zu denken war. Allerdings erklärte die Klientin, über die Geburt der Kinder auch der Angst vor einem beruflichen Einstieg und damit einer intensiven Begegnung mit der deutschen Gesellschaft ausgewichen zu sein.
Die Ehebeziehung gestaltete sich bald als konfliktreich. Ihr Mann hatte eine schlecht bezahlte Stelle in der Verwaltung eines Krankenhauses. Sie fühlte sich von ihm dominiert und respektlos behandelt. Es entwickelten sich ihm gegenüber zunehmend Misstrauen und Eifersucht. Es herrschten gegenseitiges Unverständnis und Vorwürfe vor. Ihre finanzielle Abhängigkeit erlaubte es jedoch nicht, eine Trennung in Betracht zu ziehen. Nachdem die finanzielle Situation der Familie immer prekärer wurde, musste die Klientin in wenig qualifizierten, wechselnden Jobs dazuverdienen. Die Beziehungen zu den Kolleginnen waren durch Unterlegenheitsgefühle beherrscht und sie musste auch viel diskriminierende Erfahrungen ertragen. Es gelang ihr kaum, soziale Kontakte zu knüpfen, einige wenige entstanden später über ihre katholische Kirchengemeinde, wo sie zunehmend Anschluss suchte. Nach jahrelangen schwierigen Arbeitserfahrungen fand Frau K. eine schlichte, gering bezahlte, aber langfristige Arbeit in einem Büro, wo sie auch Anerkennung für ihre zuverlässige Leistung erhielt, was ihr eine gewisse Befriedigung gab sowie das Gefühl, sich etwas in der Fremde erarbeitet zu haben.
Durch den jahrelangen Problemdruck, Enttäuschungen, viele diskriminierende Erlebnisse und selten positive Erfahrungen sowie gravierende Eheprobleme kam es zur psychischen Dekompensation. Es entwickelten sich ausgeprägte depressive Einbrüche, Selbstwertzweifel und Ängste zu einem Zeitpunkt, zu dem die Klientin aufgrund ihres fortgeschrittenen Alters und des Andauerns der Schwierigkeiten keine bedeutsamen Veränderungen oder Verbesserungen in ihrem Leben erwarten konnte. Sie suchte ärztlich-psychiatrische Hilfe und wurde so zu mir überwiesen.

3.1.3 Zentraler Konflikt: Selbstwert und Autonomie

Hauptantrieb für die Auswanderung sind konfliktreiche, kränkende Erfahrungen, eine starke Lebensunzufriedenheit im Herkunftsland und die Hoffnung über einen Partner aus einem anderen Land diesem unbefriedigenden Leben zu entkommen und an einem anderen Ort mehr Wertschätzung sowie positive Lebens- und Entwicklungsperspektiven vorzufinden. Mit dem als fortschrittlich erlebten Deutschland ist zudem die Erwartung auf ein selbstbewussteres und moralisch freieres Leben als Frau verbunden.

Die unrealistischen Erwartungen und idealisierenden Vorstellungen bezüglich des Partners, der sich als eher dominanter und konservativer Mann erweist, und des Einwanderungslandes werden bald enttäuscht, wobei sich die Klientin aufgrund ihrer misstrauischen, ängstlichen und selbstunsicheren Persönlichkeit auch schwertut, sowohl im Erwerbsleben als auch bezüglich sozialer Kontakte Fuß zu fassen. Ihre persönlichen Schwierigkeiten werden zudem durch Ausgrenzungs- und Abwertungserfahrungen als Einwanderin verschärft. Das bedeutet, die vorhandenen mitgebrachten inneren Konflikte brechen im Einwanderungsland erneut auf und führen aufgrund der bestehenden Persönlichkeitseigenarten der Klientin, ihrer Vulnerabilität und der daraus folgenden Schwierigkeiten im Einwanderungsland und in der ehelichen Beziehung zur psychischen Dekompensation in Form einer ausgeprägt depressiven Störung.

Ganz wesentlich für den eingeleiteten Prozess einer interkulturellen Therapie ist, wie oben bereits dargelegt, festzustellen, dass dieser auf der Basis einer therapeutischen Beziehung der Klientin zu mir als einer Fachfrau aus der Aufnahmegesellschaft stattfand, die ihr akzeptierend und einfühlsam zuhörte und sich bemühte, ihre Situation als Einwanderin mit ihren Belastungen und Konflikten wertschätzend und nicht bewertend zu verstehen, sowie versuchte, einen vertiefenden Zugang (Focusing) zu unterdrückten Empfindungen zu ermöglichen. Durch das Herstellen einer intensiven vertrauensvollen Beziehung zu einer Vertreterin der Aufnahmegesellschaft, was Frau K. so bisher nicht erlebt hatte, fühlte sie sich sprichwörtlich „an die Hand genommen". So entstand erstmals ein konflikt- und angstfreier Bezugspunkt im Einwanderungsland, der es ihr ermöglichte, sich auf neue konstruktive Weise mit sich und ihrem Leben im Einwanderungsland auseinanderzusetzen. Erst auf dieser Basis eines offenen Beziehungsraums, in dem Fremdheitsgefühle, Ausgrenzungserfahrungen und Verletzungen angstfrei auftauchen durften, wurde es ihr möglich, aus der dominierenden Schutz-, Abwehr- und Opferhaltung herauszufinden und einen inneren Prozess in Gang zu setzen, in dem sie wieder an ihre Wünsche, inneren Ressourcen und Kompetenzen anknüpfen konnte, sich andererseits aber auch auf eine kritische Analyse ihrer Lebenssituation einlassen konnte.

Frau K. verfügte sprachlich über ein differenziertes Deutsch, mit dem eine gute Verständigung möglich war.

Inhaltlich ging es um die Auseinandersetzung mit ihrer Entscheidung nach Deutschland auszuwandern und die konflikthafte, unbefriedigende Lebenssituation im Herkunftsland als eine treibende Kraft dafür zu erkennen und zu akzeptieren.

Auf dieser Basis konnten die Hoffnungen und Erwartungen an das neue Leben und an den Partner mit kritischem Blick wahrgenommen werden. Projektionen und idealisierende Vorstellungen wurden für die Klientin erkennbar. Über die notwendige Konfrontation mit sich selbst, ihren mitgebrachten inneren Konflikten, eigenen Grenzen und Ängsten, aber auch eigenen Potentialen und Wünschen, konnte sich schrittweise eine selbstverantwortliche Haltung für die Gestaltung ihres Lebens und ihrer Zukunft entwickeln, das heißt, Verantwortung zu übernehmen für ihre Entscheidung zur Auswanderung, mit all ihren illusionären Erwartungen, Fehleinschätzungen, aber auch darin enthaltenen Veränderungs- und Entwicklungswünschen.

Die in Teilen bestehende Opferhaltung, die sie vor Gefühlen des Scheiterns schützen sollte, sie aber auch eher in depressiver Passivität und Resignation festhielt, konnte so überwunden werden zugunsten einer realistischen, nach aktiver Gestaltung des eigenen Lebens suchenden Haltung.

Von großer Bedeutung in der Therapie war es, der Klientin eine neue Sicht auf ihr Leben im Alltag des Einwanderungslandes zu ermöglichen, das ja von Beginn an davon geprägt war, sich in einer fremden Kultur zurechtzufinden und eine befriedigende Lebensform und einen sicheren Lebensraum für sich herzustellen. Die dabei zum Einsatz gebrachten schon vorhandenen oder im Lauf der Zeit entfalteten Kompetenzen und Bewältigungsstrategien, mit denen sie den „fremden" Alltag meisterte, mussten in der therapeutischen Arbeit herausgearbeitet und der bewussten Wahrnehmung zugänglich gemacht werden.

Die bis dahin vorwiegend defizitäre Selbstwahrnehmung, in sprachlicher, sozialer und beruflicher Hinsicht, wurde damit einer allmählichen Veränderung unterzogen. Indem Frau K. wahrnahm, welche mitgebrachten Fähigkeiten und Eigenschaften sie zum Einsatz gebracht hatte, beziehungsweise welche neuen Fähigkeiten sie entwickelt hatte, um in diesem neuen Leben im Einwanderungsland als Ehefrau eines Deutschen, als Mutter zweier Töchter, als Nachbarin und Berufstätige u.v.m. zu bestehen. Dabei waren auch konkrete Erfahrungen in der psychotherapeutischen Sitzung aufgrund angeleiteter Focusingprozesse, wie in der Einleitung genannt, von wesentlicher Bedeutung, da sie kreative Selbstveränderungsschritte anstießen und das Erleben von Selbstwirksamkeit förderten.

Das wachsende Bewusstsein für die Besonderheit des von ihr geführten interkulturellen Lebens mit seinen Herausforderungen, Konflikten und Chancen führte auch zu einem sich verändernden Selbstbewusstsein mit mehr Autonomie, Selbstwertschätzung und einem sich positiv verändernden Selbstbild. Die von der Klientin während der mehrjährigen Therapie durchlaufene Veränderung drückte sich auch in ihrem mit gewisser Erleichterung gesprochenen Satz aus: „es liegt nicht an uns (den Eingewanderten), dass es (die Integration) nicht klappt. Da ist eine Barriere". Dieser Satz implizierte das lange Bemühen der Klientin und vieler Eingewanderten, Fremdheitsgefühle überwinden zu wollen, den tiefen Wunsch, akzeptiert zu werden und damit Zugehörigkeit zu erleben, wobei für das Nicht-Gelingen einseitig die Verantwortung übernommen wird, was mit Unzulänglichkeits- und Versagensgefühlen einhergeht. Frau K. legte mit diesem Satz die unangemessene Verantwortung ab und fand in eine von abhängig machenden, vergeblichen Erwartungen befreite Haltung. Es machte folglich keinen Sinn mehr für sie, sich einseitig um Anerkennung zu bemühen und gegen eine von ihr nicht verschuldete Barriere anzugehen. Ihr Ziel musste sein, dafür zu sorgen, dass sie sich in ihrem Leben im Einwanderungsland wohlfühlte, auch mit den wenigen vorhandenen Kontakten, dort „wo etwas da ist" und wo – wie in der Kirchengemeinde – dann auch Zugehörigkeit, zumindest zeitweise, erlebt werden konnte. Auch gelang es ihr zunehmend, ihre berufliche Arbeit als Bürokraft wertzuschätzen und als positive Leistung anzuerkennen, die sie sich unter schwierigen persönlichen und gesellschaftlichen Bedingungen erarbeitet hatte.

Sie erkannte zudem, dass die Entscheidung, ihr Herkunftsland und die Familie zu verlassen, auch einem emanzipatorischen Wunsch entsprang, sich den strengen einengenden familiären Vorgaben und Rollenzuschreibungen zu entziehen und die Möglichkeit eines selbstbestimmten Lebens als Frau zu suchen. Sie gestand sich zu, dies trotz vieler Einschränkungen, schmerzhafter Erfahrungen und eines relativ bescheidenen Lebens im Einwanderungsland doch erreicht zu haben, was der damaligen Entscheidung, wegzugehen, eine positive Basis und ihr eine innere Befriedigung gab.

3.1.4 Überblick: Bedeutsame Aspekte der Fallbeschreibung

ZUSAMMENFASSUNG

- In der therapeutischen Beziehung findet die Klientin einen angst- und konfliktfreien Bezugspunkt.
- Sie lernt, ihre Probleme nicht abwertend zu betrachten, sondern vertiefend zu verstehen und ihr Selbstwertgefühl steigt.
- Die Klientin findet aus der Opferhaltung heraus und entwickelt eine selbstverantwortliche Haltung.
- Sie erlebt Selbstwirksamkeit und beginnt ihr Leben aktiver und autonomer zu gestalten, sie sucht soziale Kontakte, engagiert sich in einer Kirchengemeinde.
- Die defizitäre Selbstwahrnehmung löst sich weiter auf, sie wertschätzt ihre interkulturellen Kompetenzen.
- Sie erkennt im Gelingen emanzipatorischer Entwicklungsschritte, dass sie ihr Lebensprojekt zumindest in Teilen umsetzen konnte.

3.1.5 Parallelen in drei weiteren Fallbeispielen

Klientin, 40 J., Herkunftsland: Peru
Seit 12 J. in Deutschland, in Scheidung lebend, 1 Sohn

BEISPIEL

Diese Klientin, Frau B., hatte ihren Mann in Peru kennengelernt und sich nach mehreren Jahren Fernbeziehung in der Hoffnung auf ein wirtschaftlich sicheres Familienleben entschieden, ihm nach Deutschland zu folgen. Ihr zukünftiger Mann hatte ihr damals zu verstehen gegeben, dass er sich der großen Verantwortung bewusst war, die ihre Entscheidung, diesen Schritt zu machen, bedeutete.
Nach 12 Jahren kam es jedoch wegen einer deutschen Frau zur Trennung, die in der Klientin große Enttäuschung und heftige Wut auslöste. Sie fühlte sich „verarscht". Sie habe sich in der Ehe sehr stark an ihren Mann angepasst, sich in die Großfamilie eingefügt und vieles von sich selbst zurückgenommen oder in Frage gestellt. Jetzt versuche ihr Mann, gerade wegen ihrer Veränderungen ihr die Verantwortung für das Scheitern der Beziehung zuzuschieben. Niemand sähe ihre schwierige Position, sie habe keinen familiären Rückhalt und keine finanzielle Autonomie, niemand sähe ihre Verluste, ihre Isolation. Frau K. spürte in seinem Vorschlag

zur Vermögenstrennung, die ihr rechtlich zusteht, eine sie kränkende „gnädige Haltung".
Die kurzzeittherapeutische Intervention konzentrierte sich auf die Förderung einer positiven Selbstwahrnehmung, zum Beispiel Erkennen der eigenen Fähigkeiten und Wünsche, sowie Förderung von Unabhängigkeit, um eine Zukunftsperspektive ohne Ehemann entwickeln zu können. Damit fand eine zunehmende Ablösung und Abgrenzung vom Noch-Ehemann statt und die Klientin erlebte ein sie stärkendes Zu-sich-Zurückfinden und eine wachsende Autonomie.

Klientin, 42 J., Herkunftsland: Argentinien
Seit 17 J. in Deutschland, geschieden und wiederverheiratet, 2 Kinder

BEISPIEL

Frau F. hatte in Argentinien durch ihren Beruf einen deutlich älteren, „väterlichen" Mann kennengelernt, geheiratet und war mit ihm nach Deutschland gekommen. Nach einigen Jahren in Deutschland, in der sie mehr Selbstständigkeit und Selbstbewusstsein entwickelt hatte, scheiterte die Ehe wegen ihrer zunehmend emanzipierter werdenden Haltung. Sie heiratete einen etwa gleichaltrigen Mann, mit dem sie zwei Kinder hat. Die Klientin fühlte sich immer wieder unausgeglichen und neigte zu depressiven Einbrüchen. Eine große „Kränkung" für sie war, dass ihr Mann es ablehnte, mit ihr nach Argentinien zu reisen, er zeigte kein Interesse an ihrer Herkunft, ihrem Land, ihrer Familie.
Frau F., die der Behandlung von Anfang ambivalent gegenüberstand – sie war ihr von ihrem Arzt empfohlen worden –, beendete diese nach wenigen Sitzungen. Es war deutlich erkennbar, dass sie Angst hatte und derzeit nicht bereit war, vertiefend in die vorhandenen Konflikte hineinzugehen. Einen grundlegenden Konflikt mit dem Partner aufzunehmen löste unterschwellig auch Ängste vor Scheitern und Trennung aus und erforderte ein ausreichend stabiles Selbstbild sowie entsprechende autonomen Fähigkeiten. Dem fühlte sich die Klientin zu diesem Zeitpunkt nicht gewachsen.

Klientin, 32 J., Herkunftsland: Philippinen
Seit 30 J. in Deutschland, geschieden, 1 Kind

BEISPIEL

Es handelte sich hierbei um einen kurzen beraterischen Kontakt, sodass ich nur einen interessanten interkulturellen Aspekt dieses Falles skizzieren kann. Die Klientin, Frau S., von Beruf Lehrerin, war philippinischer Herkunft und wurde im Alter von 2 Jahren von einem deutschen Ehepaar adoptiert. Während des Studiums lernte sie ihren Mann kennen, einen Bulgaren, der zum Studium nach Deutschland gekommen war. Beide waren in der sprachlichen Förderung von Flüchtlingskindern sehr engagiert. Mein Eindruck war, dass die gegenseitig erlebte Andersartigkeit beiden als eine bedeutsame Basis für eine Partnerschaft und Ehe erschien. Für die junge Frau, die trotz ihrer sichtbaren Andersartigkeit in einer deutschen Großfamilie aufgewachsen war, stellte die Ehe mit dem Bulgaren den Versuch dar, sich von der familiären Eingebundenheit und vom monokulturellen Selbstverständnis zu befreien, ihrer Andersartigkeit mehr Ausdruck zu verleihen und damit gegenüber der Familie eine autonomere Position zu finden.

Trotz der geringen Therapiekontakte lässt sich an diesen Fällen erkennen, welchen Belastungen, Spannungen und Herausforderungen interkulturelle Paarbeziehungen ausgesetzt sind, insbesondere, wenn einer der Partner:innen vor allem wegen der Beziehung das Herkunftsland verlässt. Im Fall der Peruanerin, wo der Ehemann die besondere Verantwortung ansprach, die auf ihm liege, wurde von ihm etwas sehr Grundlegendes gespürt, dass nämlich solche „Lasten“ in die Beziehungsdynamik hineinwirken. Zunächst meist unbewusst, wird vom Partner oder der Partnerin Ausgleich erwartet für das, was der Auswandernde mit der Entscheidung, sein Land zu verlassen, alles auf sich nimmt. Es kommt zu Auseinandersetzungen und Konflikte zwischen den Partnern, es wird aufgerechnet und das Beziehungsgleichgewicht wird gefährdet.

Die zu Anfang erlebte Anziehung aufgrund der Andersartigkeit des Partners wird im Lebensalltag, in dem häufig der Wunsch nach Zugehörigkeit und Übereinstimmung dominiert, zu einem sich wiederholenden Anlass für das Erleben von Kränkung, Unverständnis und Ausgrenzung und gestaltet das Zusammenleben konflikthaft und anstrengend, was auf Dauer die Beziehung grundlegend gefährden kann.

3.2 Monokulturelle Träume und Ideale

3.2.1 Interkulturelles Paradigma

Klient, 44 J., Herkunftsland: Italien
Seit 20 Jahren in Deutschland, geschieden, 2 Töchter

Der Klient ist seinen mitgebrachten Lebens- und Beziehungsvorstellungen, in diesem Fall von Männlichkeit und Erfolg, im Einwanderungsland weiterhin ausgeprägt verhaftet geblieben. In der in Deutschland aufgewachsenen Tochter eines Sizilianers hofft er, eine sich ihm unterordnende Partnerin gefunden zu haben, die ihn unterstützen wird, seine Ziele zu erreichen.

	Klient	Partnerin
Herkunftskultur	Italien	Deutschland
Ausbildung	Handwerker	Hausfrau
Begegnungsland	Deutschland	
Lebensmittelpunkt	Deutschland	

3.2.2 Kurze Fallbeschreibung

BEISPIEL

Der Klient, Herr N., wuchs in einer süditalienischen Großstadt in sehr bescheidenen Verhältnissen auf. Er litt sehr unter der demütigenden Erziehung eines autoritären, brutal strafenden Vaters, dem sich die Mutter unterordnete. Als er begann, früh zu arbeiten, musste er den Lohn dem Vater abgeben, der aber mit der Geldsumme nie zufrieden war. Zudem musste Herr N. als Kind aufgrund eines fast vollständigen Verlusts seiner Zähne durch eine Erkrankung den verletzenden Spott anderer Kinder ertragen. Er habe immer viel für andere getan, um Zuneigung und Anerkennung zu erhalten.

Als ein Freund, der bereits in Deutschland arbeitete, ihm vorschlug, mit ihm zu kommen, folgte er ihm mit dem Entschluss, viel Geld zu verdienen, um sich ein großes Auto, Haus und eine Hochzeit „im Frack" leisten zu können. Deutschland erschien ihm als „das Paradies", wo alles erreichbar war, wenn er nur genug arbeitete, was er auch tat. Der Klient hatte einige Beziehungen zu deutschen Frauen, heiratete dennoch, entsprechend den mitgebrachten eigenen monokulturellen Modellen eine Frau, die einen streng-autoritären, sizilianischen Vater und eine deutsche Mutter hatte. Die Hoffnung, dass die in diesen Traditionen aufgewachsene Frau mit seinen Vorstellungen von Ehe und Familie übereinstimmte, erwies sich als Trugschluss. Es traten im Lauf der Jahre, in denen sie zwei Töchter bekamen, zunehmend Konflikte auf, die sich verschärften, als seine Frau eine Psychotherapie begann und seine Rolle als Vater und Ehemann kritisierte. Sie warf ihm unter anderem vor, wegen zu viel Arbeit zu wenig für die Familie da zu sein. Nachdem es zur Scheidung kam, blieb Herr N. mit einem Berg Schulden zurück, entstanden durch eine sehr aufwendige Hochzeitsfeier und begonnen Hausbau in der deutschen Stadt, in der er wohnte. Er leistete Unmenge Überstunden und nahm zusätzlich verschiedenste Arbeitsaufträge an, um aus dem finanziellen Desaster herauszukommen.

Anlass für die Therapie waren depressive Erschöpfungszustände, Versagensängste und multiple somatische Störungen, die sich nach der Trennung bei Herrn X. entwickelt hatten.

3.2.3 Zentraler Konflikt: Monokulturelle Träume und Ideale

Im Vordergrund erschienen zunächst materielle Gründe, der Wunsch nach finanziellem Wohlstand als klassisches Motiv und Modell für die Auswanderung. Dahinter stand jedoch auch der massive Konflikt mit einem autoritär-einengenden Vater, aus dessen Zugriff er sich zu befreien suchte, als zentrales Motiv, das Herkunftsland zu verlassen sowie kränkende Erfahrungen in der Kindheit und Jugend.

Im Einwanderungsland gelang dem Klienten mit sehr hoher Leistungsbereitschaft und durch den Einsatz von mitgebrachten Kompetenzen als Maler entsprechend seiner Zielsetzung der berufliche und finanzielle Erfolg.

Herr N. war geprägt durch traditionelle, aus seiner Herkunftskultur stammende Vorstellungen von Familie und der eigenen Rolle als Mann und Vater. Das monokulturelle Verhaftetsein sowie hinzukommend die Verunsicherung durch die Konfrontation mit fremden kulturellen Regeln und Verhaltensmustern im Einwanderungsland, führten dazu, dass er eine Ehefrau wählte, bei der er glaubte, durch den sizilianischen Schwiegervater eine Bestätigung und Absicherung seiner traditionell geprägten männlich-dominanten Rollenvorstellungen zu erhalten. Diese rückwärtsgewandte Entscheidung wurde Herrn N. zum Verhängnis, die Ehe scheiterte gerade aufgrund unvereinbarer Rollenvorstellungen und sein Ziel von finanziellem Erfolg wurde durch die Scheidung unerreichbar. Der Verlust des Hauses, die Trennung von den Kindern und ein

Schuldenberg führten zu massiven depressiven Einbrüchen, Versagensgefühlen, Ängsten, Schuld- und Schamgefühlen.

Der Klient entwickelte zu mir eine vertrauensvolle, sehr respektvolle, fast idealisierende Beziehung, in der er zunächst einmal große Entlastung von seinem Problemdruck erfuhr, indem er seine Ängste, Zweifel und Unsicherheiten zeigen und abladen konnte, ohne verurteilt und abgelehnt zu werden. Es entwickelte sich jedoch an mich als Fachfrau und Vertreterin der Aufnahmegesellschaft eine Erwartung, so schien mir, Gerechtigkeit und Rettung in einer Lebenssituation zu erfahren, in der er sich sehr stark als Opfer sah, unverstanden und verkannt in seinen Bemühungen, seiner Frau und Familie ein fleißiger und bemühter Ehemann und Vater zu sein.

Mit den beiden Seiten der Persönlichkeit des Klienten, seiner Fast-Unterwürfigkeit Autoritäten, so auch mir gegenüber, und andererseits seinem Streben nach autoritärer Überlegenheit in der Beziehung zu seiner Frau, war es für mich, gerade als Frau, teilweise schwierig akzeptierend umzugehen. Als wichtig und weiterführend erwies sich, mir befremdlich erscheinendes Verhalten im Kontext kultureller Differenzen und Andersartigkeit zu sehen und die in mir entstehende Unsicherheit, wie dies zu bewerten sei und verstanden werden kann, erstmal unaufgelöst stehen zu lassen. Es ist große Vorsicht geboten, der Therapeut sollte schwer verständliches Verhalten des Klienten nicht vorschnell bewerten oder gar verurteilen. Ziel muss sein, das Verhalten angemessen zu verstehen und den Klienten nicht durch vorschnelle Urteile zusätzlich zu verunsichern.

Die Therapie fand in italienischer Sprache statt, wobei sich seine sprachliche „Überlegenheit" begünstigend für einen Ausgleich in der Beziehung auswirkte, in dem Sinne, dass Herr N. sich nicht übermäßig regressiv in die Rolle des hilflosen Opfers begeben konnte, sondern mir auch immer wieder Unterstützung geben musste im Prozess unserer gemeinsamen Verständigungsbemühungen.

Die massiven demütigenden Erfahrungen des Klienten in der Kindheit und die Unterdrückung durch den Vater führten dazu, dass die Möglichkeit auszuwandern und sich damit vom Vater, von den einschränkenden und monokulturellen Lebensbedingungen zu befreien, in ihm unrealistische Vorstellungen von einem ihm „paradiesisch" erscheinenden Deutschland entstehen ließen, in dem ihm alles möglich wäre, wenn er nur hart genug arbeitete, wozu Herr N. enthusiastisch entschlossen war. Auch Beziehungen zu deutschen Frauen bestätigten dieses Bild von vielfältigen Möglichkeiten und uneingeschränkter Freiheit.

Die Wende in seinem Leben durch das Scheitern der Ehe, mit der aufgrund der eingegangenen finanziellen Risiken eine enorme Schuldenlast verbunden war, führte dazu, dass er wieder in eine bedrückende und einschränkende

Lebenssituation geriet, was in ihm das Gefühl auslöste, Opfer zu sein, verkannt und ungerecht behandelt zu werden, von seiner geschiedenen Frau, deren Familie, aber auch vom Arbeitgeber. Im Klienten dominierten Groll, Vorwurfshaltung, Verbitterung und Resignation. Es erwies sich als schwierig, den Klienten zur Reflexion über seine unrealistischen Vorstellungen, sein riskantes, zur Selbstüberforderung oder auch Selbstüberschätzung neigendes Verhalten zu bewegen sowie die konfliktträchtige Partnerwahl kritisch zu betrachten. Durch Wahrnehmen seines Anteils an der negativen Entwicklung in seinem Leben müsste er beginnen, mehr Selbstverantwortung zu übernehmen und die passive Opferrolle aufzugeben. Die schwer belastende Lebenslage führte ihn stattdessen zurück in seine frühere Rolle des abhängigen unterdrückten Sohnes, der nach wie vor, wie gefordert, hart arbeitete, aber ohne Rechte und Hoffnung war. Dementsprechend hegte er an mich als Therapeutin Erwartungen, irgendwie gerettet oder verteidigt zu werden oder zumindest darin bestätigt zu werden, dass ihm Unrecht widerfahren und sein Verhalten in Ordnung wäre.

Hinter der übermäßigen Leistungsbereitschaft des Klienten und überfordernder Anstrengung, Erwartungen und Ansprüchen anderer gerecht zu werden, verbarg sich eine von Selbstzweifeln und Wertlosigkeitsgefühlen geprägte Persönlichkeit,die sich von Erfolg und Mißerfolg sehr abhängig zeigte. Während der Erfolg zur Selbstüberschätzung verleitete, führte Misserfolg zu Resignation, Abrutschen in die Opferrolle und Passivität.

Ziel in der therapeutischen Arbeit war es, an der Förderung eines positiveren und autonomeren Selbstbildes des Klienten zu arbeiten, auch durch bewusstes Herausstellen seiner besonderen Leistung, sich den Schwierigkeiten und Herausforderungen eines Lebens in einem fremden Land zu stellen und in vielen Aspekten erfolgreich zu bewältigen. Über das Erarbeiten eines interkulturellen Blicks auf sein Leben und der Würdigung seiner Leistungen, wie zum Beispiel einer sehr hohen Lern- und Einsatzbereitschaft, sollte sein Selbstbewusstsein gestärkt werden.

Eine angestrebte kritische Analyse seiner Partnerwahl verfolgte das Ziel, vertiefend zu verstehen, dass am Scheitern seiner Ehe die rückwärtsgewandte Orientierung an einem Bild autoritärer traditioneller Männlichkeit und Vaterschaft eine bedeutsame Rolle spielte. Obwohl Herr N. selbst als Kind massiv darunter gelitten hatte, versuchte er unbewusst durch den Rückgriff auf diese Rolle Stärke und Sicherheit zu erlangen und im Einwanderungsland erlebte Verunsicherungen zu überwinden.

Die interkulturelle Perspektive, also der Blick auf die Besonderheit des Lebens des Klienten zwischen und in zwei Kulturen, generiert wichtige Aspekte zum Verständnis von Entscheidungen und auftretenden Probleme in seinem

Leben. Die in den Bewältigungsleistungen der interkulturellen Lebenssituation vorhandenen progressiven Ressourcen sollten therapeutisch aufgespürt und dem Klienten zugänglich und damit für die vorhandenen Herausforderungen konstruktiv nutzbar gemacht werden.

Die so ausgerichtete therapeutische Arbeit erwies sich bei diesem Klienten als schwierig, da er immer wieder in die Rolle des Opfers zurückfiel, die ihn vor ängstigenden und auch mit schmerzlichen Gefühlen verbundenen Herausforderungen der Übernahme von Selbstverantwortung schützte.

Ein starkes Motiv zur Auswanderung war die Befreiung aus der beherrschenden Beziehung zum Vater, dem er sich durch die räumliche Distanz entziehen wollte und somit finanziell von ihm unabhängig und auch erwachsener werden konnte.

Das Scheitern des Ehe- und Familienprojekts, bei dem Herr N. sich durch den sizilianischen Schwiegervater auch Vertrautheit und Zugehörigkeit erhofft hatte, warf ihn in Unsicherheit, Ängste und Einsamkeitsgefühle zurück. In der therapeutischen Auseinandersetzung damit begann er seine Lebenssituation jetzt illusionsloser und kritischer zu sehen, versuchte, sein Leben aktiver und unabhängiger zu gestalten.

Im Arbeitsverhältnis fühlte er sich durch seinen Chef ausgenutzt und spürte, dass er lernen musste, sich Autoritäten gegenüber mehr zu behaupten. Er zeigte Ansätze, es nicht mehr immer allen recht machen zu wollen, und aus einer überangepassten, sich unterordnenden Haltung herauszufinden.

Um die Beziehung zu seinen Kindern, die ihm sehr wichtig war und mit denen er nur Deutsch reden konnte, bemühte sich Herr N. sehr. Interessanterweise wechselte er in der Therapie spontan ins Deutsche, wenn er von seinen Töchtern berichtete. Die Beziehung zu ihnen stellte aus der interkulturellen Perspektive eine besondere, entwicklungsfördernde Herausforderung dar. Sie verlangte vom Klienten, Vater zu sein in einer fremden Sprache und Kultur und die starke emotionale Bindung an die Töchter veränderte den Bezug zum Einwanderungsland, zu dessen Sprache konstruktiv und ermöglichte neues Zugehörigkeitserleben.

Die begonnene Auseinandersetzung in der therapeutischen Arbeit wurde durch einen Umzug des Klienten vorzeitig beendet. Er suchte sich eine Therapeutin in seiner Nähe, wählte eine italienische Therapeutin. Ob dies als Wunsch nach mehr Vertrautheit, Zugehörigkeit und Übereinstimmung zu verstehen ist, bleibt offen.

3.2.4 Überblick: Bedeutsame Aspekte der Fallbeschreibung

ZUSAMMENFASSUNG

- Die therapeutische Beziehung, in der sich der Klient öffnen kann, schafft Entlastung von großem Problemdruck.
- Sein Verhalten wird nicht bewertet oder beurteilt, um jegliche Gefühle von Ablehnung und Verunsicherung zu vermeiden.
- Eine kritische Selbstreflexion, auch aus der interkulturellen Perspektive fällt dem Klienten schwer, er verbleibt weitgehend in der Perspektive, Opfer zu sein.
- Der Klient erkennt jedoch einerseits seine große Leistungsbereitschaft an, andererseits seine Neigung zu Überangepasstheit. Er beginnt sein Leben aktiver und unabhängiger zu gestalten, zum Beispiel indem er sich dem Chef gegenüber behauptet.
- Die Beziehung zu seinen Töchtern, denen er Vater in einer fremden Sprache und Kultur zu sein bereit ist, fördert einen neuen Bezug zum Einwanderungsland und Zugehörigkeitserleben. Hier gelingt es ihm am ehesten, sich aus dem monokulturellen Verhaftetsein zu lösen.

3.2.5 Parallelen in zwei weiteren Fallbeispielen

Klient, 61 J., Herkunftsland: Italien
Seit 30 J. in Deutschland, geschieden, wiederverheiratet, 1 Tochter, 2 Söhne

BEISPIEL

Der Klient, Herr D., der an depressiven Verstimmungen litt, kam als junger Mann ohne Ausbildung nach Deutschland und arbeitete in der Gastronomie. Die erste Ehe mit einer Deutschen scheiterte nach wenigen Jahren. Ein wesentlicher Grund war, dass er aus der Kleinstadt nach Berlin ziehen, sie aber ihre Heimatstadt nicht verlassen wollte.
In zweiter Ehe heiratete Herr D. eine Italienerin, die als Kind mit ihren Eltern nach Deutschland ausgewandert war. Sie machten einen einjährigen Versuch, nach Italien zurückzugehen, was nicht gelang, da sie beruflich nicht befriedigend Fuß fassen konnten. Sie kauften jedoch eine Wohnung in Italien, um im Rentenalter dorthin zurückzukehren.
Zwei Jahre vor dem therapeutischen Kontakt war sein älterer Sohn an Lymphkrebs verstorben. Die Wohnung in Italien wurde verkauft, da seine

Frau dort leben will, wo ihr Sohn beerdigt ist. Der Klient beendete den therapeutischen Kontakt nach einigen Vorgesprächen, da er sich offensichtlich nicht tiefer in den schmerzhaften Konfklikt einlassen wollte.

Was mir an diesem nur kurz skizzierten tragischen Fall wichtig ist zu dokumentieren, wie sehr die Suche nach Zugehörigkeit, Vertrautheit und Übereinstimmung Entscheidungen prägt und in welchem Spannungsfeld zwischen zwei Lebensräumen sich interkulturell lebende Menschen befinden. Der Versuch, der Beziehung mit der deutschen Frau eine neue verbindende Basis zu geben, indem das Paar an einen für beide fremden Ort ging, wurde von ihr, die ihre sichere Zugehörigkeit nicht aufgeben wollte, abgelehnt. Die Ehe scheiterte, da der versuchte Ausgleich nicht hergestellt wurde.

So wurde nach dem Scheitern dieser Ehe, wie im vorherigen Fall die „Übereinstimmung", und ein größeres Beziehungsgleichgewicht in der monokulturellen Beziehung gesucht. Aber der Weg zurück nach Italien gelang erst mal nicht, musste auf die Zeit nach dem Arbeitsleben verlegt werden. Der frühe Tod des Sohnes warf die Frage der Zugehörigkeit und Loyalität ganz radikal auf und verunmöglichte die Rückkehr nach Italien, da dies von der Mutter wie ein Im-Stich-Lassen des Kindes verstanden wurde. Dem durch die im Einwanderungsland geborenen und aufgewachsenen Kindern entstandenen Zugehörigkeitsgefühl konnten sich die Eltern nicht mehr entziehen.

Klient, 40 J., Herkunftsland: Italien
Seit 12 J. in Deutschland, verheiratet, 1 Kind

BEISPIEL

Herr M. war der Jüngste von neun Kindern, er wuchs unter schwierigen finanziellen und sozialen Bedingungen auf. In Deutschland boten sich ihm günstigere Lebensbedingungen für eine berufliche Weiterentwicklung und er absolvierte eine Ausbildung zum Kinderpfleger. Herr M. heiratete eine deutsche Frau, die eine akademische Ausbildung hatte und die er als dominant beschrieb. Der Klient fühlte sich im Lauf der Ehe zunehmend weniger wertgeschätzt von ihr. Sie kritisierte sein mangelhaftes Deutsch und warf ihm unter anderem vor, mit den deutschen Freunden nicht klarzukommen, sich zu sehr zurückzuziehen. Die Beziehung, die ihm zunächst Sicherheit und mehr Selbstbewusstsein gegeben hatte, begünstigte in ihm zunehmend Minderwertigkeitsgefühle und depressive Verstimmung.

An dieser kurz gefassten Fallvignette möchte ich aufzeigen, wie sich die anfänglichen gegenseitigen Projektionen als nicht konstruktiv und Konflikte auslösend erweisen können. Für den Klienten war mit der Ehe mit einer deutschen Akademikerin die Hoffnung auf einen sozialen Aufstieg, Zugehörigkeit zu einer entsprechenden sozialen Schicht und damit Überwindung der monokulturellen Lebensenge verbunden. Im Widerspruch dazu steht der Wunsch, diese Ziele über die Ehefrau zu erreichen, ohne sich von der „beschützenden" Monokulturalität frei zu machen.

Seine Frau war womöglich von seiner Andersartigkeit angezogen oder unbewusst von dem sozialen Impuls geleitet, einem aufwärtsstrebenden, intelligenten Fremden Unterstützung zu geben.

Alle Anpassungsbemühungen seinerseits erwiesen sich als unzureichend, wurden nicht wertgeschätzt und führten beim Klienten zu Mitbegünstigung von Minderwertigkeitsgefühlen und Depression.

Die therapeutisch geförderte Auseinandersetzung mit seiner interkulturellen Lebenssituation, die Arbeit am defizitären Blick und das bewusste Wahrnehmen seiner Leistungen in einem interkulturellen Lebenskontext führten zu positiven Veränderungen der psychischen Befindlichkeit des Klienten. Die Stärkung seines Selbst und eines wachsenden interkulturellen Selbstverständnisses legte die Basis dafür, der Partnerin gegenübertreten und ihren Abwertungen und Ansprüchen Grenzen setzen zu können und sie mit ihrem Mangel an Verständnis und Einsicht in seine Lebenssituation zu konfrontieren.

3.3 Leistung und Zugehörigkeit

3.3.1 Interkulturelles Paradigma

Klient, 53 J., Herkunftsland: Polen
Seit 25 Jahren in Deutschland, geschieden, 2 Söhne

Der Klient ist geprägt von einer ungewöhnlich hohen Leistungsorientiertheit, die auf die Erziehung durch einen autoritären Vater zurückgeht. Aufgrund seiner Leistungsbereitschaft erwartet er in Deutschland sowohl wirtschaftlichen und sozialen Erfolg als auch Zugehörigkeit zu erlangen.

	Klient	Partnerin
Herkunftskultur	Polen	Polen
Ausbildung	Handwerker	Angestellte
Begegnungsland	Polen	
Lebensmittelpunkt	Deutschland	

3.3.2 Kurze Fallbeschreibung

BEISPIEL

Herr L. kam als erwachsener Mann mit Frau und 2 kleinen Kindern nach Deutschland, nachdem sie lange in Polen auf die Ausreisegenehmigung gewartet hatten. Er war mit einem sehr autoritären und perfektionistischen Vater aufgewachsen, der rigoros Unterordnung und Korrektheit gefordert hatte.

Der angegebene Grund nach Deutschland zu ziehen, war der Wunsch nach einem wirtschaftlich erfolgreichen Leben, das der Klient sich auch in recht kurzer Zeit durch hohen Arbeitseinsatz und – wie er betonte –, „immer korrektes" Verhalten sowie mithilfe vorgesehener staatlicher Starthilfen aufbaute. Das Erreichen der leitenden Position in der Betreuung einer Sportanlage löste bei einigen Mitarbeitern fremdenfeindlich gefärbtes Mobbing aus und ihm wurde ungerechtfertigter Weise absurdes Fehlverhalten angelastet.

Auch wenn seine Reputation bei seinem Vorgesetzten gar nicht in Frage stand, entwickelte der Klient panische Ängste und depressive Stimmungseinbrüche, sodass er kaum noch zur Arbeit gehen konnte und Psychopharmaka einnehmen musste. Erst als Herr L. in gleicher Position in eine andere Sportanlage versetzt wurde, fand er zu mehr Ruhe und Entspanntheit zurück.

Als sich der Klient bei mir vorstellte, bestand seine Problematik in einer sozialen Phobie, depressiven Verstimmungen und ausgeprägten Schlafstörungen

3.3.3 Zentraler Konflikt: Leistung und Zugehörigkeit

Ähnlich wie beim zuvor dargestellten Fall, war der bewusst genannte Antrieb, das Heimatland zu verlassen, der Wunsch nach materiellem Wohlstand. Es spielte aber auch eine schwierige, von einem sehr autoritären Vater geprägte Kindheit in die Entscheidung hinein. Die vorhandene Leistungsbereitschaft verbunden mit hoher Zuverlässigkeit sowie mitgebrachten Fähigkeiten ließen den Klienten schnell sein gestecktes Ziel und entsprechende Anerkennung im Einwanderungsland erreichen.

Die diffamierenden Angriffe der Kollegen führten zu einer massiven Erschütterung des Befindens des Klienten mit panischen Angstzuständen. Dies war vor dem Hintergrund der angreifbaren, mit Unsicherheit verbundenen Position des Eingewanderten zu verstehen, sowie seiner lebensgeschichtlich begründeten Autoritätsangst, wegen unkorrektem Verhalten Anerkennung zu verlieren, was sich in eine existenzielle panische Angst vor sozialer und wirtschaftlicher Vernichtung auswuchs.

Der Klient brachte mir als Vertreterin und Fachfrau der von ihm „hochgeschätzten" Aufnahmegesellschaft einerseits viel Vertrauen in meine Kompetenz entgegen, aber auch hohe Erwartungen an eine gerechte Sicht und Verständnis für seine Person. Aufgrund seiner starken Verunsicherung, subjektiv erlebter Ohnmachtsgefühle und dem Empfinden, vom Wohlwollen anderer abhängig zu sein, zeigte sich Herr L. in der therapeutischen Beziehung sehr angewiesen auf Beruhigung und Ermutigung. Es war schwierig, eine realitätsangemessene Sicht auf das Geschehene zu ermöglichen, zu sehr überlagerte die in der Kindheit wurzelnde Autoritätsangst seine erwachsenen Kompetenzen. In der Übertragungsbeziehung zu mir, in der er Gerechtigkeit, Schutz und Rehabilitation erwartete, verblieb er ebenfalls in einer abhängigen, auf Hilfe und Rettung wartenden Position. Erst durch die Versetzung an eine neue Stelle in gleicher Position lösten sich die Ängste auf und es war eine begrenzte Bearbeitung des Geschehens möglich.

Der deutschstämmige Klient nahm eine bewundernde, idealisierende Haltung Deutschland gegenüber ein, er erwartete ein Sicherheit gebendes, gerechtes System, in dem er mit Fleiß und Zuverlässigkeit beruflichen und wirtschaftlichen Erfolg sowie Zugehörigkeit erzielen würde. Als Deutschstämmiger, der zudem noch eine herausragende Leistungsbereitschaft an den Tag legte, durch die er zusätzlich seine Zugehörigkeit zu sichern versuchte, erwartete er nicht, als fremd und nicht zugehörig wahrgenommen zu werden. Aufgrund seines intensiven Bemühens, sich angepasst und korrekt zu verhalten, war Herr L. auf diese Art der Abwertung nicht vorbereitet, sodass er trotz der weiterbestehenden Solidarität seines Vorgesetzten zutiefst aus dem psychischen Gleichgewicht geriet.

Dem Klienten fiel es schwer, die diskriminierenden Vorfälle unabhängig von sich selbst zu begreifen und in den gesellschaftlichen Rahmen vorhandener fremdenfeindlicher, ausgrenzender Tendenzen einzuordnen, denen auch er zum Opfer gefallen war. Es galt zu realisieren, dass es nicht darum ging, andere von seinem nicht vorhandenen Fehlverhalten zu überzeugen, sondern zu erkennen, dass auch er als deutschstämmiger, aus Polen Zugewanderter nicht vor Ausgrenzung und Diskriminierung geschützt war, vielmehr auch als Träger von Fremdheit wahrgenommen wurde. Nur durch eine Erweiterung seines Blicks auf die Vorfälle war eine konstruktive Verarbeitung und grundlegenderes Verständnis möglich. Er blieb jedoch gegenüber der interkulturellen Perspektive eher verschlossen.

Der Klient war und blieb von seiner Persönlichkeitsstruktur her konservativ, autoritätsorientiert und auf Anpassung an bestehende Normen und Regeln hin ausgerichtet. Sein Wunsch nach Zugehörigkeit bezog sich auf Zugehörigkeit zur deutschen Mehrheit, auf die er entsprechend seiner Abstammung und seiner „Korrektheit" einen Anspruch zu haben glaubte. Diese Sichtweise war er gezwungen, ein stückweit zu korrigieren, um auf weitere derartige Erfahrungen vorbereitet zu sein und angemessener reagieren zu können. Nach dem Wechsel des Arbeitsplatzes, an dem Herr L. sich aufgrund sehr guter und zuverlässiger Arbeit wieder rasch Anerkennung erwarb, fand er zu seiner vorherigen Stabilität zurück.

Die Bereitschaft zu einer grundlegenderen Reflexion seiner Lebenssituation als Deutschstämmiger, jedoch Träger von kultureller Fremdheit, war mit nachlassendem Leidensdruck gering.

3.3.4 Überblick: Bedeutsame Aspekte der Fallbeschreibung

ZUSAMMENFASSUNG

- In der therapeutischen Beziehung ist es wichtig, eine Stabilisierung des sehr verunsicherten Klienten durch Beruhigung, viel Ermutigung und Anerkennung herzustellen.
- Durch Erweiterung des Blicks durch die interkulturelle Perspektive soll ein Verstehen und Einordnen der diskriminierenden Vorgänge erzeugt werden.
- Seine idealisierende Sichtweise wird ein stückweit korrigiert, er lernt zu akzeptieren, dass er auch als Deutschstämmiger und trotz seiner großen Leistungsbereitschaft als Träger von Fremdheit wahrgenommen wird.

3.4 Für das eigene Lebensprojekt

3.4.1 Interkulturelles Paradigma

Klientin, 48 J., Herkunftsland: Türkei
Seit 30 Jahren in Deutschland, verheiratet, 2 Töchter, 2 Söhne

Die Klientin betrachtet die Einwanderung nach Deutschland als große Chance, ihr Leben und das ihrer Kinder fortschrittlicher zu gestalten als es ihr im Herkunftsland möglich erscheint. Als Lebensprojekt strebt sie eine emanzipatorische Entwicklung für sich sowie eine gute Bildung für ihre Kinder an.

	Klientin	**Partner**
Herkunftskultur	Türkei	Türkei
Ausbildung	5 Jahre Schule	Angestellter, Gelegenheitsjobs
Begegnungsland	Türkei	
Lebensmittelpunkt	Deutschland	

3.4.2 Kurze Fallbeschreibung

BEISPIEL

Frau C. wuchs als Älteste von 5 Kindern in einer ländlichen Gegend der Südtürkei auf. Sie ging fünf Jahre lang zur Schule. Sie war wissbegierig und wäre gerne weiter zur Schule gegangen, musste dann aber in der Landwirtschaft mitarbeiten. Ihr Vater war unzuverlässig, vertrank das Geld immer wieder. Die Mutter, der sie sich sehr verbunden fühlte, schaffte es, die Kinder durchzubringen.

Sie wurde mit einem vier Jahre älteren, nur wenige Male gesehenen Mann, der bereits in Deutschland arbeitete, verheiratet, allerdings mit ihrer Zustimmung, und kam so mit 16 Jahren nach Deutschland. Da ihr Mann nicht wollte, dass Frau C. arbeitete, verbrachte sie viel Zeit zuhause. Nachdem sie eine Fehlgeburt hatte, dann lange Zeit nicht schwanger wurde, setzte sie ihm gegenüber durch, zu arbeiten. Sie war neugierig, suchte Kontakt zu Deutschen und lernte so die Sprache. Auch als die Klientin nacheinander ihre Kinder, zwei Söhne und zwei Töchter bekam, ging sie immer wieder zur Arbeit, die längste Zeit als Köchin in einer großen sozialen Einrichtung. Ihr größtes Anliegen war, ihren Kindern eine gute Schulbildung und ein Studium zu ermöglichen. Die drei Ältesten haben dies bereits erreicht, der Jüngste besucht noch das Gymnasium.

Frau C. hatte immer wieder Konflikte mit ihrem eher konservativ-autoritär eingestellten Mann. Als er durch beruflich riskante und scheiternde Aktionen sehr hohe Schulden machte, dann lange Zeit arbeitslos war, verschlechterte sich die eheliche Beziehung massiv. Sie war über gut zwei Jahre Alleinversorgerin der Familie, zunehmend überfordert durch die vielfachen Belastungen, die sich verschärfenden Probleme innerhalb der Familie und Ehe und geriet in eine krisenhafte Erschöpfung.

Die Klientin stellte sich bei mir in einem ausgeprägten psychophysischen Erschöpfungszustand vor, verbunden mit depressiven Einbrüchen und psychosomatischen Stresssymptomen. Ihre Eheprobleme erwähnt sie eher nebenbei als eine gewisse Unzufriedenheit.

3.4.3 Zentraler Konflikt: Für das eigene Lebensprojekt

Die intelligente, aufgeschlossene Klientin erlebte die Auswanderung, indem sie ihrem Mann folgte, als Chance, es eröffneten sich ihr neue, auch emanzipatorische Möglichkeiten, die sich ihr im Herkunftsland nie geboten hätten beziehungsweise ihr nicht zugestanden wurden. Sie war neugierig und bereit, sich auf Neues einzulassen und die gebotenen Möglichkeiten zu nutzen. Sie wollte sich weiterentwickeln und lernen. Vor allem für ihre Kinder strebte sie Bildung und emanzipatorische Entwicklung an. Sie hatte ein Lebensprojekt.

Schwierigkeiten entstanden durch den Widerstand ihres traditionell verhafteten Ehemannes, der versuchte, die Einflüsse der Aufnahmegesellschaft von seiner Frau fernzuhalten, sie zu kontrollieren und in der abhängigen Position festzuhalten, da er sich andernfalls in seiner Rolle als Mann geschwächt fühlte. Ihre Durchsetzungsfähigkeit und zunehmende Eigenständigkeit führte zu wachsenden Konflikten in der Ehebeziehung, die sich durch die von ihm verursachte berufliche Pleite mit extrem hohen Schulden massiv verschärften, sie aber materiell auch aneinander band und das gemeinsame Leben sehr belastete. Die Klientin berichtete von einem Verlust an Achtung und emotionaler Wertschätzung ihrem Mann gegenüber, was sie zunehmend bedrückte.

Frau C. erlebte die Therapie entsprechend ihrer Lernbereitschaft und Offenheit als eine Chance, Unterstützung zu bekommen in ihrer schwierigen Lebenssituation. Sie fasste schnell Vertrauen zu mir als einer eigenständigen berufstätigen Frau und Mutter, dabei war für sie auch die Tatsache bedeutsam, dass ich in einer interkulturellen Ehe lebte. Ich hatte Modellfunktion für sie, ich nahm einen Status und eine Rolle ein, die sie für ihre Töchter erhoffte.

Im geschützten Rahmen dieser vertrauensvollen therapeutischen Beziehung konnte sie sehr allmählich und vorsichtig ihre erheblichen Probleme in der Beziehung zu ihrem Mann ansprechen. Ausgeprägte Schuldgefühle, Gefühle von Illoyalität, ihren Mann zu verraten, aber auch verinnerlichte Rollennormen, sich als Ehefrau Kritik und derartig negative Gefühle gegenüber dem Ehemann nicht anmaßen zu dürfen, wurden offengelegt und bearbeitet. Im weiteren Verlauf konnte sie sich eingestehen, aufgrund seines verantwortungslosen finanziellen Verhaltens den Respekt vor ihm verloren zu haben, konnte sich Gefühle von Wut und Überlegenheit ihm gegenüber erlauben.

Die Klientin verfügte über eine differenzierte Sprache, mit der sie ihre Problematik darstellte, musste aber lange Zeit immer wieder bezüglich ihrer sprachlichen Qualität bestärkt werden, da sie diese selbst aufgrund ihrer Aussprache und grammatikalischer Mängel als sehr unzulänglich beurteilte. Im Zuge der wertschätzenden therapeutischen Haltung, in der sie auch über focusingtherapeutisches Vorgehen zunehmend Zugang zu verdrängten Gefühlen und

Bedürfnissen fand, sowie durch eine Bestärkung und Bestätigung ihrer intellektuellen Fähigkeiten allgemein, die sie aufgrund ihres geringen Bildungsstands anzweifelte, veränderte sich schrittweise ihr Selbstbild. Die positiv-konstruktive Übertragungsbeziehung förderte weiterhin eine das Selbst stärkende und emanzipatorische Entwicklung.

In diesem Fall war die Auswanderung eine Folge der Entscheidung zur Heirat mit einem Mann, der bereits in Deutschland arbeitete. Zwar war die Ehe von den Eltern arrangiert, aber wie von der Klientin betont, mit ihrer Zustimmung geschlossen worden. So war davon auszugehen, dass sie auch mit einem Verlassen ihrer Heimat, in der Frau C. für sich keine positive Zukunft sehen konnte, einverstanden war beziehungsweise diese Perspektive für ihre Befürwortung der Heirat eine mehr oder weniger bewusste Rolle spielte. Dieser positiven Erwartungshaltung bezüglich der Aufnahmegesellschaft entsprach ihr Drängen gegenüber ihrem Mann, am gesellschaftlichen Leben in Deutschland teilhaben zu wollen durch Arbeit, Kontakt zu deutschen Nachbarn und Erlernen der deutschen Sprache. Sie stellte sich damit gegen die von ihrem Mann vorgesehene herkömmliche Rolle, als türkische Frau und Mutter ein zurückgezogenes Leben im Haus zu führen, mit möglichst wenig Kontakt zur Aufnahmegesellschaft, durch den Veränderungen angestoßen werden könnten. Gerade Veränderungen aber strebte die Klientin an, sodass Enttäuschungen und Konflikte primär nicht in Begegnungen mit der Aufnahmegesellschaft, sondern in der Beziehung mit ihrem einschränkenden, konservativ orientierten Partner entstanden.

Wie bereits erwähnt, wertete sich die Klientin aufgrund ihrer geringen Bildung mir gegenüber ab und bewertete ihre sprachlichen und intellektuellen Fähigkeiten als defizitär und unzureichend. Ich hingegen zeigte ihr gegenüber großen Respekt für ihr aktives, mutiges Verhalten, mit dem sie sich in der Einwanderungsgesellschaft ein Leben aufgebaut hatte und ihren vier Kindern die Voraussetzungen schaffte, erfolgreich einen Bildungsweg hin zu einer akademischen Ausbildung zu verfolgen. Frau C. musste in der Therapie lernen, anzuerkennen, dass sie über gute Ressourcen wie Intelligenz, Offenheit, Neugier, Lern- und Veränderungsfähigkeit verfügte, mit denen sie das zustande brachte und zudem die Herausforderungen und Konflikte der interkulturellen Lebenssituation bewältigte.

Es ging darum, ihr ein bewusstes Wahrnehmen ihrer außerordentlichen Leistungen zu ermöglichen und auch eine Bewusstheit für die Besonderheit eines interkulturellen Lebensalltags zu schaffen, dessen Bewältigung zur Herausbildung vieler Kompetenzen führte. Diese zunehmend positivere, realitätsgerechtere Wahrnehmung ihrer Selbst half ihr, sich entschiedener von einengenden weiblichen Rollenvorstellungen zu befreien und für sich ein wenig an Achtung zu beanspruchen, was sie sich für ihre Töchter wünschte und deren Leistungen sie bereits mit Stolz wahrnahm. Ohne ihr wichtige kulturelle und religiöse

Werte aufzugeben, konnte die Klientin emanzipatorische Veränderungsschritte gehen, zum Beispiel zu einer Uhrzeit von einer Freundin nach Hause gehen, die sie bestimmte, und nicht entsprechend der Erwartung ihres Mannes, vor ihm zuhause sein zu müssen. Die Herstellung derartiger Freiräume im Alltag waren von großer Wichtigkeit für die Klientin und halfen ihr, den schwierigen Beziehungsalltag selbstbestimmt und damit erträglicher zu gestalten.

Der Wunsch nach Weiterentwicklung durch schulische Bildung und damit verbunden ein Wunsch nach Autonomie, war im Leben der Klientin schon früh erkennbar, ließ sich aber in ihrem Herkunftsland, gerade als Mädchen und Frau, nicht realisieren. Umso entschiedener nutzte sie die Chancen in Deutschland, Neues zu lernen und zu erfahren, was bedeutete, sich gegenüber ihrem traditionell orientierten Mann zu behaupten und Konflikte mit ihm aufzunehmen. Diese Verfolgung von mehr Autonomie und Gleichstellung mit ihrem Mann in der ehelichen Beziehung wurde durch die Therapie, durch wachsendes Selbstbewusstsein noch befördert, allerdings war viel einfühlsame therapeutische Unterstützung zur Überwindung belastender Schuld- und Loyalitätsgefühle ihm und den Traditionen ihres Herkunftslands gegenüber notwendig.

Frau C. hatte von Anfang an Kontakt zu Menschen im Einwanderungsland gesucht, sowohl zu Deutschen als auch zu Menschen, die aus anderen Ländern eingewandert waren und fand aufgrund ihrer interessierten und zugewandten Art gute Freunde, die ihr auch als Rückhalt in schwierigen Zeiten mit ihrem Mann sehr wichtig waren.

Natürlich machten sie und ihre Familie auch ausgrenzende, ablehnende und benachteiligende Erfahrungen, gerade im Arbeitsbereich, diese wurden aber in der Therapie wenig thematisiert. Im Vordergrund stand immer ihr Anliegen, die sich ihr bietenden Möglichkeiten für sich und ihre Kinder zu ergreifen. Ich verstand den Wunsch der Klientin nach Zugehörigkeit ganz wesentlich als den Wunsch nach Teilhabe an den vorhandenen Bildungs- und Ausbildungschancen und einer materiell sicheren Lebensbasis. Es war für Frau C. äußerst befriedigend und mit Stolz verbunden, zu sehen, wie dies ihren erwachsenen Kindern gelang, auch wenn ihr eigenes Leben weiterhin schwierig war.

Ein kurzer Exkurs

Ein von mir gemachtes Angebot, dass ihr Mann zu einigen Sitzungen dazu kommen könne, um die Beziehungsprobleme gemeinsam anzuschauen, wurde von ihm abgelehnt, wobei auch die Klientin diesem Vorschlag ambivalent gegenüberstand.

Aus den Berichten der Klientin war zu entnehmen, dass sich bei ihrem Mann Parallelen zeigten zum oben dargestellten Fall des Italieners. Auch

er war auf großen finanziellen Erfolg ausgerichtet und scheiterte aufgrund riskanten Verhaltens. In Bezug auf Ehe und Familie war er traditionell verhaftet, wollte seine dominante männliche Rolle erhalten und emanzipatorische Bestrebungen seiner Frau unterbinden.
Es bestand ein Widerspruch zwischen den Intentionen der Ehepartner. Der Ehemann meiner Klientin, ein ausgewanderter Türke, der eine Frau aus der Türkei geheiratet hatte, wollte in Deutschland ein monokulturelles Leben führen. Die Klientin wollte dagegen nach Deutschland, um aus der türkischen Monokulturalität herauszufinden. Für sich konnte sie dies nur eingeschränkt erreichen, aber sie öffnete ihren Kindern durch das Studium den Weg, ein interkulturelles Leben führen zu können. Sie verwirklichte ihr Lebensprojekt nicht für sich, aber als Mutter für ihre Kinder, ein Lebensmuster, das sich häufig in der ersten Auswanderergeneration findet.

3.4.4 Überblick: Bedeutsame Aspekte der Fallbeschreibung

ZUSAMMENFASSUNG

- Als Therapeutin, die in einer interkulturellen Ehe lebte, übernahm ich eine Modellfunktion für die Klientin, sie erhoffte für ihre Töchter einen ähnlichen Status.
- In der geschützten therapeutischen Beziehung konnte sie sich trotz massiver Schuldgefühle aus den verinnerlichten Rollennormen einer türkischen Ehefrau lösen und ihre eheliche Beziehung kritisch betrachten sowie einen Konflikt mit ihrem traditionell orientierten Mann aufnehmen.
- Sie nahm in ihrer Lebensgestaltung zunehmend mehr Freiraum für sich in Anspruch.
- Die Bestätigung ihrer intellektuellen Fähigkeiten und Alltagsleistungen durch die Psychotherapie führte zu positiver Veränderung ihres Selbstbildes und wachsendem Selbstvertrauen.
- Mit dem schulischen und akademischen Erfolg ihrer Kinder stellte sich das befriedigende Gefühl ein, ihr Lebensprojekt realisieren zu können.

3.4.5 Parallelen in zwei weiteren Fallbeispielen

Klient: 19 J., Herkunftsland: Albanien
Seit drei Jahren in Deutschland, ledig

BEISPIEL

Der intelligente, sehr sympathische junge Mann, Herr D., mit guten Deutschkenntnissen, aus einer wohlsituierten Familie stammend, kam mit 16 Jahren nach Deutschland. Er hatte sich unvermittelt auf der Beerdigung seiner Mutter, die plötzlich an unerkanntem Diabetes verstorben war, entschieden, nach Deutschland zu seiner Tante zu ziehen, die bereits seit längerem dort lebte. Er empfand Wut und Enttäuschung auf die Ärzte und Erwachsenen, insbesondere auf seinen Vater, der seit seinem 12. Lebensjahr von der Mutter getrennt war. Mit ihm hatte er den Kontakt abgebrochen. Herr D. kam nach seiner Ankunft kaum zum Nachdenken, weil er mit großem Einsatz Deutsch lernte und die Realschule abschloss. Als er mich zum Erstgespräch aufsuchte, lebte er in einem eigenen Apartment und befand sich in der Ausbildung zum Speditionskaufmann, hatte aufgrund seiner guten Leistungen bereits das Angebot, von der Firma übernommen zu werden, verfolgte aber das Ziel, sich mit einer eigenen Firma selbstständig zu machen. Der Klient war jedoch in den letzten Monaten zunehmend in eine depressive Verstimmung mit sozialem Rückzug und Zuständen von Gefühllosigkeit verfallen und in einen Konflikt geraten mit seiner Entscheidung, nach Deutschland gegangen zu sein. Ihm fehlte die albanische Mentalität, sein früheres Lebensgefühl, er vermisste die Freunde, mit denen er sich auch verglich und die Abitur gemacht hatten und studierten. Er wollte zurück, aber hatte große Sorgen, sich wieder „falsch" zu entscheiden. Bei seinen Besuchen in der Heimat hatte er bemerkt, dass auch nicht mehr alles so war wie früher.

In der anderthalbjährigen Therapie wurde der Verlust der Mutter und seine überstürzte Entscheidung, das Land zu verlassen, bearbeitet, die Beziehung zum Vater sowie die Auseinandersetzung mit seinem Wunsch, nach Albanien zurückzukehren und der damit verbundenen Angst, zu scheitern. Einige Monate vor seiner Rückkehr berichtete Herr D. mir über ein bis dahin nie mitgeteiltes einmaliges Missbrauchserlebnis durch Pädophile im Alter von 12 Jahren, weswegen ihn Schuld- und Schamgefühle sowie Bestrafungsängste quälten. Viele seiner Symptome konnten nun im Rahmen einer Posttraumatischen Belastungsstörung verstanden werden. Die Bearbeitung dieses Traumas führte zu einer deutlichen Veränderung des Klienten, seine depressive Symptomatik ging zurück und er fand zu alter

Energie und Lebensfreude zurück. Er begann seine Rückkehr gut vorzubereiten und die Psychotherapie endete mit seinem Umzug nach Albanien.
Der Auslöser dieser besonderen Auswanderungssituation ist eine Abwendung aus Enttäuschung und Wut und verbunden mit der Suche nach Zuflucht bei der Tante und nach einem neuen unbelasteten Umfeld, in dem der Klient seine Entwicklung, Ausbildung und damit Verfolgung seines Lebensprojekts sofort tatkräftig weiterzuverfolgen beginnt. Nachdem unter hohem Einsatz gewisse Sicherheiten und Erfolge eingetreten waren und der Leistungsdruck nachließ, kehrten die unerledigten Konflikte zurück und es traten die Gefühle von Trauer, Verlust und Sehnsucht nach dem, was er alles aufgegeben hatte, ins Bewusstsein. Die therapeutische Beziehung wurde zu einem neuen, Orientierung gebenden Halt, in diesem Rahmen konnte er seine Gefühle bearbeiten und sein Leben neu ordnen. Das Ansprechen des Missbrauchserlebnisses wurde in der Beziehung zu einer Vertrauensperson in der Fremde möglich, wodurch er ausreichend Freiraum schaffende Distanz zu dem traumatischen Erlebnis gewann und hemmende Scham- und Angstgefühle überwinden konnte. So kehrten Energie und Lebenskraft zur Verfolgung seines Lebensprojekts zurück, das er nun, nach Überwindung von einengenden Enttäuschungs- und Wutgefühlen wieder in seiner Heimat umzusetzen wünschte.
An diesem Fall lässt sich der Zustand der Vorläufigkeit, der häufig die ersten Jahre von Migrant:innen prägt, deutlich aufzeigen. Zu diesem Zeitpunkt liegt noch keine Entscheidung bezüglich der Dauerhaftigkeit des Aufenthalts oder klare berufliche Perspektiven vor. Damit sind im Allgemeinen keine günstigen Voraussetzungen gegeben, sich auf Probleme des eigenen psychischen Befindens einzulassen.
Bewundernswert ist, dass sich der junge Mann für eine Psychotherapie entscheiden konnte, wobei ihn das bei ihm vorliegende eingrenzbare traumatische Ereignis, das seine weitere Entwicklung blockierte, zu diesem Schritt drängte.

Klientin: 25 J. Herkunftsland: Ghana
Seit 5 Jahren in Deutschland, ledig

BEISPIEL

Diesen Fall möchte ich nur kurz skizzieren, da die Klientin, Frau U., die sehr gut Deutsch sprach, lediglich eine beraterische Intervention suchte und sich nicht auf eine intensivere Psychotherapie einlassen wollte. Sie suchte Unterstützung, um ihr Lebensprojekt, ein freies Leben in Deutschland zu führen, fortsetzen zu können. Sie suchte nach Mitteln und Wegen und erhoffte sich auch durch mich Hilfe.

Die Klientin war mit dem Wunsch nach Deutschland gekommen, ein autonomes, freies Leben zu führen und sah dies in der Möglichkeit eines Studiums, wodurch sie für diesen Zeitraum eine Aufenthaltserlaubnis hatte, realisierbar. Sie war mit dem Leben in Deutschland und den hier vorhandenen Möglichkeiten zufrieden. Sie legte erfolgreich ihre Magisterprüfung ab und bemühte sich im Anschluss um eine Doktorarbeit, um darüber ihren Aufenthalt in Deutschland verlängern zu können. Die Erstellung der Doktorarbeit bereitete ihr jedoch große Probleme und Frau U. suchte beraterische Hilfe. Dabei wurde ihre Ambivalenz bezüglich der wissenschaftlichen Arbeit deutlich, die eigentlich primär Mittel zum Zweck der Aufenthaltsverlängerung war. Ihre sozialen Kontakte waren von Sprunghaftigkeit gekennzeichnet und sie machte insgesamt den Eindruck einer instabilen Persönlichkeit.
Vereinbarte Termine bei mir wurden auch nicht immer zuverlässig eingehalten, es schien, als weiche sie einem vertieften Kontakt aus.
In einem der letzten Sitzungen teilte sie mir mit, dass sie schwanger sei und hoffe, mit dem Vater des Kindes, den sie erst kurz kannte, zusammenzuziehen.
Mein Angebot, eine weiterführende Psychotherapie zu machen, um bei den bevorstehenden Herausforderungen Unterstützung zu haben, nahm die Klientin nicht wahr. Sie beendete den Kontakt.
Der Fall zeigt, in welche Ausweglosigkeit die Klientin mit ihrem Projekt geraten war und wie sie sich deswegen auf ein risikoreiches Vorgehen mit unabsehbaren Konsequenzen eingelassen hatte.
Zum anderen zeigt sich, dass diese Klientin zu diesem Zeitpunkt nicht für eine Interkulturelle Psychotherapie bereit beziehungsweise in der Lage war, da sie noch mit grundlegenden Fragen des Aufenthalts zu kämpfen hatte, die keine weiterführende Auseinandersetzung mit sich selbst und dem Land erlaubten.

3.5 Befreiung aus familiären Loyalitäten

3.5.1 Interkulturelles Paradigma

Klientin, 33 J., Herkunftsland: Italien
Seit 6 Jahren in Deutschland, verheiratet, 1 Tochter

Die Auswanderung wird als Weg gesehen, sich aus stark vereinnahmenden und einengenden familiären Beziehungen zu lösen. Die räumliche Distanz erweist sich jedoch für die Zielerreichung als nicht ausreichend. Es muss eine innerpsychische Entwicklung hin zu mehr Autonomie stattfinden.

	Klientin	Partner
Herkunftskultur	Italien	Italien
Ausbildung	Akademikerin	Akademiker
Begegnungsland	Italien	
Lebensmittelpunkt	Deutschland	

3.5.2 Kurze Fallbeschreibung

BEISPIEL

Die Klientin, Frau E., wuchs in einer mittelgroßen Stadt in der Toskana auf. Als Kleinkind wurde sie sehr behütet und überfürsorglich umsorgt von den im Haus wohnenden Großeltern. Später achtete die Mutter auf mehr Trennung zwischen den beiden in einem Haus befindlichen Haushalten. Als sie 10 J. alt war, wurde ihr Bruder geboren und sie wurde von der berufstätigen Mutter stark in dessen Betreuung und in Haushaltsarbeiten eingebunden. Außerdem vertraute die Mutter ihr viel von ihren finanziellen Sorgen und Konflikten mit dem Vater an, mit dem die Klientin als Kind immer wieder Spaß hatte, ihn aber eher wie einen Bruder erlebte. Frau E. hatte das ausgeprägte Gefühl, die Mutter unterstützen zu müssen.
In ihrem Studium der Fremdsprachen, das zunächst problemlos verlief, hatte sie große Mühe, die letzten drei schwierigen Abschlussprüfungen zu machen, sodass sich durch ihr Ausweichverhalten der Abschluss um zwei Jahre verzögerte.
2004, bei einem Besuch in Deutschland bei engen Freunden der Mutter, fand sie Gefallen an der Vorstellung eines Lebens in Deutschland, wo sie meinte, freier leben zu können und nicht so sehr den Erwartungen der Großeltern und Eltern ausgesetzt zu sein. Die Großeltern hätten in Bezug auf Religion und Beziehung zu ihrem Freund versucht, sehr auf ihr Leben Einfluss zu nehmen.
2009 ging die Klientin „aus einer Bauchentscheidung heraus" mit ihrem Freund nach Deutschland. Sie hatte ein Erasmus-Stipendium, kam aber an der Universität nicht zurecht und fand eine Festanstellung in der Sozialberatungsstelle für Italiener. Ihr Freund erhielt eine zeitlich befristete Promotionsstelle an der Universität. 2011 heirateten sie, 2013 kam ihre Tochter zur Welt und sie kauften eine Wohnung.

Als einige Zeit später bei der Mutter eine Krebserkrankung ausbrach und die Eltern aufgrund problematischer Finanzgeschäfte des Vaters zudem in gravierende finanzielle Schwierigkeiten gerieten, wurde Frau E. zunehmend in die Probleme der Eltern hineingezogen. Sie konnte sich den täglichen Anrufen der Mutter sowie der Forderung, so oft wie möglich nach Italien zu kommen, nicht entziehen.
Ausgelöst durch eine Nasen-OP, die mit Atemproblemen einherging, traten in der Folge immer wieder ausgeprägte ängstliche Unruhe mit vereinzelt panikartigen Attacken auf, verbunden mit starkem Herzklopfen, das tagelang andauerte. Eine somatische Abklärung ergab keinen Befund und die Behandlung mit Antidepressiva brachte Besserung.
Der Anlass für eine Psychotherapie waren depressive Verstimmungen, Ängste, teils panikartig, und psychosomatische Symptome. Frau E. fühlte fast immer eine innere ängstliche Unruhe und Traurigkeit, sodass sie kein unbeschwertes Leben führen konnte. Die innere Unruhe mit Herzklopfen trat auch „komischerweise“ immer auf, wenn sie von Deutschland nach Italien oder umgekehrt reiste, bei Reisen mit anderem Ziel hingegen nicht.

3.5.3 Zentraler Konflikt: Befreiung aus familiären Loyalitäten

Die Klientin, die in einem sie stark vereinnahmenden, verstrickten Familiensystem aufwuchs, das Abgrenzung und Autonomieentwicklung erschwerte, was sich auch bereits in dem verzögerten Studienabschluss zeigte, erfährt Deutschland bei einem Besuch als eine Möglichkeit, sich den einengenden Ansprüchen und Erwartungen von Mutter und Großeltern zu entziehen und dort unbeschwerter leben zu können. Sie entschied offenbar recht spontan und mithilfe eines Erasmus-Stipendiums, mit ihrem Freund dorthin auszuwandern, in der Erwartung eines freieren Lebens.

Trotz Erreichen einer befriedigenden ökonomischen und beruflichen Situation und Gründung einer eigenen Familie, gelang es ihr nicht, sich ausreichend von ihrer Herkunftsfamilie zu distanzieren. Loyalitäts- und Verpflichtungsgefühle waren sehr ausgeprägt und ließen eine angemessene Abgrenzung gegenüber ihrer Herkunftsfamilie, die allerdings auch sehr massive Erwartungen und Forderungen hatte, nicht zu. Die inneren Konflikte und Schuldgefühle führten zu psychosomatischen Beschwerden und depressiver Verstimmung, ein freies, unbeschwertes Leben durfte sie sich nicht erlauben.

Als Therapeutin, im Alter ihrer Mutter, wurde ich über eine positive Übertragungsbeziehung ein neuer, Orientierung gebender Beziehungsgegenpol zur vereinnahmenden Mutter und den Großeltern, wodurch sie inneren Raum erhielt, sich mit ihren Wünschen und Bedürfnissen offener auseinanderzusetzen. Die Tatsache, dass ich mit einem italienischen Mann verheiratet bin, stellte auch einen begünstigenden Faktor dar, denn sie konnte bei mir interkulturelles Wissen über unterschiedliche kulturelle Vorstellungen von Familienzusammenhalt und starken emotionalen Bindungen zwischen den Generationen voraussetzen. Frau E. musste nicht aufgrund überfordernder Erwartungen meinerseits in eine defensive Haltung gehen, sondern konnte sich in einem offenen, von Akzeptanz geprägten therapeutischen Raum den inneren Ambivalenzkonflikten zwischen Wunsch nach Ablösung und Verpflichtung stellen.

Sie verfügte über ein hohes Sprachniveau, nutzte aber gerne die Möglichkeit, in die Muttersprache zu wechseln, gerade wenn sie emotional aufgewühlt war. Zum anderen war auch die gemeinsame Suche nach einem passenden deutschen Begriff für ihr inneres Erleben immer wieder sehr anregend, da dadurch neue Bedeutungsaspekte des zu bennenenden Problems zu Tage traten und das Verständnis desselben erweiterten.

Wie dargestellt, war der entscheidende Grund, nach Deutschland zu gehen, sich den vereinnahmenden familiären Beziehungen zu entziehen und ein freieres, von massiven Erwartungen seitens der Eltern und Großeltern losgelöstes Leben führen zu können. Allerdings erfüllte sich diese Erwartung, sich durch räumliche Distanz dem Konflikt zu entziehen, nicht. Die Ansprüche seitens der Eltern, insbesondere der zudem krebskranken Mutter, blieben unvermindert bestehen und die familiären Probleme wurden durch fast tägliche Telefonate an die Klientin herangetragen. Es zeigte sich, dass der Verlust der räumlichen Distanz und die Gleichzeitigkeit der Erfahrungen in beiden Ländern und Kulturen durch digitale Kommunikationssysteme eine Herausforderung an die unzureichende Autonomieentwicklung der Klientin darstellten. Sie musste lernen, über Abgrenzung und Distanzierung eine Veränderung der vereinnahmenden Beziehung herbeizuführen, was bedeutete, einen mit Angst und Schuldgefühlen verbundenen Konflikt mit den Eltern aufzunehmen. Ein bedeutsames therapeutisches Ziel war, Zugang zu schaffen zu den abgespaltenen aggressiven Gefühlen und Selbstanteilen und deren Integration in ein erweitertes Selbst, Voraussetzung zur Gestaltung abgrenzender, zu mehr Autonomie führender Prozesse.

Die Entwicklung einer Angstsymptomatik und psychosomatischer Symptome wie anhaltendes Herzklopfen, die bevorzugt bei An- und Abreisen zwischen Italien und Deutschland auftraten, verwies auf den in dieser Situation virulent werdenden ungelösten Trennungskonflikt. Die Klientin wich unbewusst in Krankheitssymptome, das heißt Schwächegefühle aus, wodurch potentielle aggressive und auf Autonomie zielende, aber Schuldgefühle auslösende Impulse verunmöglicht oder erschwert wurden.

In der therapeutischen Arbeit war Ziel, Frau E. die Bedeutung der psychosomatischen Symptomatik durchschaubar und verstehbar zu machen, sodass sie dahinterliegende blockierte, abgespaltene Gefühle von Ärger und Unzufriedenheit sowie ihre ursprünglich die Auswanderung motivierenden Bedürfnisse nach mehr Freiheit und Unabhängigkeit wiederfinden konnte. Die Erweiterung der therapeutischen Bearbeitung durch die interkulturelle Perspektive, das Einordnen der erlebten Schwierigkeiten und Ängste als auch typische Konfliktkonstellationen einer Auswanderungssituation waren hilfreich, Schuldgefühle und Ängste konstruktiv zu bearbeiten und zu entlasten, da sie in einem übergeordneten Kontext verstanden werden konnten.

Mit der „Bauchentscheidung“ nach Deutschland zu gehen, folgte die Klientin, entgegen der familiären Vereinnahmung, ihrem inneren Impuls, sich ein freieres Leben aufzubauen, was ihr nur durch eine große räumliche Distanz zur Familie realisierbar erschien. Wie bereits dargelegt, musste diesem ersten Schritt in Richtung Befreiung eine innere Entwicklung folgen, um das Ziel eines autonomen Lebens zu erreichen. Das Leben in der Ferne mit seinen Herausforderungen und den den Eltern unbekannten Erfahrungen, in die sie nicht involviert waren und kaum eingreifen konnten, trug zwangsläufig zu Trennungs- und Abgrenzungsprozessen mit bei, denn Frau E. führte ein von den Eltern unterscheidbares, anderes Leben.

Weiterhin unterstützte das Erleben von Gemeinschaft mit Menschen in der neuen Lebensumgebung, mit denen sie übereinstimmte oder sich gegenseitig zum Beispiel bei der Kinderbetreuung unterstützte, die Entwicklung einer neuen Zugehörigkeit und förderte wachsende Unabhängigkeit von der Herkunftsfamilie. Das damit neu auszubalancierende Verhältnis zwischen Zugehörigkeit zum Herkunftsland und zu den Eltern und wachsenden Zugehörigkeiten im Einwanderungsland war immer wieder Thema in der therapeutischen Arbeit und förderte die Herausbildung einer eigenständigeren Position.

Ein kurzer Exkurs

Ihr Mann, der einmal gemeinsam mit der Klientin in die Therapiestunde kam und einmal alleine bei mir war, schien weniger belastet von einem Loyalitätskonflikt, litt aber an zunehmenden Arbeitsstörungen beim Schreiben seiner Doktorarbeit. Auf mein Anraten hin begab er sich nach einiger Zeit ebenfalls in eine Psychotherapie. Inwieweit diese Arbeitsstörung auch ein Ausdruck dafür war, in der Fremde nicht erfolgreich sein zu dürfen und damit auch das Verlassen der Familie und des Herkunftslandes unbewusst schuldhaft bewertet wurde, und damit die Loyalitätsfrage aufwarf, war eine Frage, die sich mir zunehmend aufdrängte.

3.5.4 Überblick: bedeutsame Aspekte der Fallbeschreibung

ZUSAMMENFASSUNG

- In der Übertragungsbeziehung wurde ich als Psychotherapeutin im Alter ihrer Mutter ein Orientierung gebendes Gegenmodell zu der vereinnahmenden Mutter. Sie konnte sich zunehmend mit unterdrückten Wünschen und Gefühlen auseinandersetzen.
- Die Klientin musste ihre autonomen Fähigkeiten weiterentwickeln, um sich aus den, mit einem inneren Loyalitätskonflikt einhergehenden, Schuldgefühlen der Familie gegenüber zu befreien. Die räumliche Distanz reichte dazu nicht aus.
- Das Verstehen ihrer psychosomatischen Symptomatik, in der Gefühle von Ärger und Trennungswünsche abgespalten wurden, führte zur Stärkung und Umsetzung ihrer Bedürfnisse nach Unabhängigkeit und Aufbau eines autonomen Lebens. Sie knüpfte viele soziale Kontakte und richtete sich immer weiter entsprechend ihrer Bedürfnisse im Leben in Deutschland ein.

3.5.5 Parallelen in einem weiteren Fallbeispiel

Klientin, 24 J., Herkunftsland: Griechenland
Seit 3 Jahren in Deutschland, ledig

BEISPIEL

Die Klientin, Frau A., stammte aus einer wohlsituierten Familie, die ihr ein Studium in Deutschland ermöglichen konnte, sodass sie über sehr gute Deutschkenntnisse verfügte. Die Entscheidung nach Deutschland zu gehen, war stark von dem Motiv geleitet, sich dem elterlichen Zugriff zu entziehen und ein freieres Leben führen zu können. Insbesondere fühlte sie sich von der Mutter vereinnahmt und kontrolliert, während dem Bruder schon immer größere Freiräume zugestanden worden waren. Mit dem Argument, in Deutschland eine höherwertige Ausbildung erhalten zu können, wurde ihre Entscheidung akzeptiert.

Sie hatte eine Therapie gesucht, nachdem sie sich häufig einsam fühlte, keine intensiven Beziehungen zu Kommilitonen herstellen konnte und ihr zudem eine stabile Partnerbeziehung fehlte, die sie sich sehnlichst wünschte. In der therapeutischen Arbeit ging es häufig um die Auseinandersetzung mit der Mutterbeziehung, für die sie sich aufgrund deren Labilität verantwortlich fühlte, sowie um elterliche einengende Erwartungen an die Tochter. Den Vater beschrieb sie als sehr dominant.

Die Klientin hatte begonnen, über Kontaktanzeigen, Männer kennenzulernen, sodass die Auseinandersetzung mit diesen Begegnungen häufig Thema wurde und kulturelle Differenzen bezüglich Beziehungsvorstellungen, Sexualität und die Rolle der Frau beinhaltete. Es wurde deutlich, dass die Klientin sich eine interkulturelle Beziehung mit einem Deutschen wünschte und von diesem erwartete, als autonome, gleichberechtigte Partnerin wahrgenommen zu werden, in ihr jedoch auch ein starker Wunsch nach Schutz, Sicherheit und Zugehörigkeit vorhanden war. Diese hohen Erwartungen führten bei ihr immer wieder zu Enttäuschung, da Männer wiederholt schnell auf Distanz gingen. Die Behandlung wurde nach ca. 20 Stunden aufgrund eines Studienortswechsels beendet.

Festzuhalten bleibt, dass Frau A. in teilweise widerstreitenden Erwartungen und Wünschen verhaftet war, einerseits dem Wunsch nach Autonomie durch Befreiung von elterlichen einschränkenden Erwartungen, was sie durch die Entscheidung, nach Deutschland zu gehen, zu erreichen hoffte, zum anderen hoffte sie durch eine interkulturelle Beziehung mit einem Deutschen den Status einer emanzipierten Frau zu erlangen, die ihr aber gleichzeitig Zugehörigkeit garantieren sollte. In der Kürze der Psychotherapie konnte zu wenig herausgearbeitet werden, dass sie zur Erreichung dieser Ziele, selbst Entwicklungsschritte hin zu mehr Selbstbesimmtheit zu leisten hatte, sich selbst von den sie prägenden elterlichen und kulturellen Prägungen befreien musste und die gewünschten Veränderungen nicht allein über die getroffenen Entscheidungen zu erreichen waren.

3.6 Enttäuschte Zugehörigkeiten

3.6.1 Interkulturelles Paradigma

Klientin, 42 J., Herkunftsland: Kasachstan
Seit 16 Jahren in Deutschland, verheiratet, 2 Kinder

Die deutschstämmige Klientin aus Kasachstan kam mit sehr hohen Erwartungen nach Deutschland zurück, nachdem sie einen früheren kurzen Aufenthalt sehr positiv erlebt hatte. Die Diskriminierung, der sie sich in der beruflichen Situation ausgesetzt sah, führte zu entsprechend großer Enttäuschung und massiver psychischer Destabilisierung.

	Klientin	Partner
Herkunftskultur	Kasachstan, deutschstämmig	Kasachstan, deutschstämmig
Ausbildung	Akademikerin	Akademiker
Begegnungsland	Deutschland	
Lebensmittelpunkt	Deutschland	

3.6.2 Kurze Fallbeschreibung

BEISPIEL

Die Klientin, Frau I., war die Jüngste von fünf Kindern einer deutschstämmigen Familie, die während des Zweiten Weltkriegs in ein kleines Dorf in Kasachstan verschleppt worden war. Die Eltern betrieben eine Landwirtschaft. Das Dorf stellte eine deutsche Enklave dar. Alle Bewohner hatten das gleiche Schicksal, waren zwangsumgesiedelt worden oder dorthin geflohen. Der Zusammenhalt innerhalb der Großfamilie und innerhalb des Dorfes, in dem nur Deutsch gesprochen wurde, war sehr groß. Aufgrund traumatischer Kriegserlebnisse wurde Trennung immer als äußerst ängstigend und schmerzlich erlebt und führte zu sehr engen familiären Bindungen. Sie erlebte eine geborgene Kindheit, als Jüngste erfuhr sie sich „als Mittelpunkt ihrer Welt". Frau I. war immer bemüht, dass die Eltern stolz auf sie sein konnten und keinen Kummer hatten. Mit 16 Jahren ging sie als Austauschschülerin nach Deutschland, wo sie sehr positive mitmenschliche Erfahrungen machte. Nachdem sie wegen zu geringer Russischkenntnisse kein

Fremdsprachenstudium machen durfte, absolvierte sie ein Studium an der deutschen Theaterakademie, Teil der Staatsuniversität für Theater und Film, in Moskau.
Aufgrund zunehmender antideutscher Tendenzen in ihrer Heimatgegend, in der es für die Eltern in ihrem Dorf regelrecht „lebensgefährlich" wurde, wurde die Auswanderung nach Deutschland geplant, der sich ihr Vater bis zuletzt widersetzte.
Die Anfangszeit in Deutschland mit „entwürdigenden und erniedrigenden Erfahrungen" war insbesondere für ihren Vater sehr schlimm. Nach Erhalt einer Übergangswohnung wurde es besser. Sie fand Arbeit bei einem Regionalsender, lernte ihren Mann kennen, ebenfalls einen Russlanddeutschen.
Die Klientin war immer sehr besorgt, dass es ihren Eltern gut gehe und versuchte, den Eltern durch eigene Erfolge Freude zu bereiten und damit die Entscheidung, nach Deutschland gegangen zu sein, immer wieder zu legitimieren. Inzwischen hat sie mit ihrem Mann eine Eigentumswohnung gekauft und sie leben in der Stadt, in der die Eltern und alle Geschwister leben. Frau I. machte eine Ausbildung zur Erzieherin und arbeitete mit großer Leidenschaft und hohem Einsatz in diesem Beruf, in dem sie bald eine Gruppenleiterfunktion innehatte.
Ein gravierender Einbruch in die bis dahin positiven Lebenserfahrungen und eine große Erschütterung ihres bis dahin so optimistischen Lebenskonzepts erfolgten nach ihrer Rückkehr in die Kindertagesstätte nach einjähriger Elternzeit. Die Kolleginnen wollten lieber mit ihrer Vertreterin weiterarbeiten und es wurde gegen sie intrigiert, wobei auch auf ihre Herkunft angespielt wurde. Die Bemühungen der Klientin um Konfliktlösung stagnierten und sie geriet aufgrund der Kränkungen und Enttäuschung in eine depressive Erschöpfung mit körperlicher Symptomatik.

3.6.3 Zentraler Konflikt: Enttäuschte Zugehörigkeiten

Die Klientin kam mit sehr positiven Erwartungen nach Deutschland, dem sie sich durch frühere Erfahrungen positiv verbunden fühlte, und erreichte aufgrund ihres energievollen Einsatzes, ihrer vielfältigen Fähigkeiten, und sicher auch aufgrund ihrer einnehmenden, offenen Art, beruflichen Erfolg und knüpfte gute soziale Kontakte. Dabei erarbeitete sie den beruflichen Erfolg nicht nur für sich, sondern auch für die Eltern, für deren Wohlbefinden in Deutschland sie sich, auch mit der Tendenz zur Überforderung, verantwortlich fühlte. Die

Tatsache, dass sie in den Augen vieler Menschen als auffallend hübsch galt, machte ihr Leben – im Kontext der Wahrnehmung von Fremdheit – nicht unbedingt einfacher, sondern provozierte auch distanzierende oder möglicherweise neidische Reaktionen.

Die nach der Elternzeit erfahrene Ablehnung und Diskriminierung an ihrem Arbeitsplatz traf sie unvorbereitet, da Frau I. an ein fast idealisiertes Bild von der deutschen Gesellschaft glauben wollte und negative Erfahrungen ausgeklammert hatte. Dabei spielte eine Rolle, dass sie als Deutschstämmige selbstverständlich ihre Zugehörigkeit voraussetzte, wie dies auch im obigen Fall des deutschstämmigen Polen festzustellen war. Dies wurde ihr jedoch von ihren Kolleginnen nicht zugestanden, da sie diese in beiden Fällen als Träger kultureller Fremdheit wahrnahmen.

Die Konfrontation mit einer belastenden gesellschaftlichen Realität sowie die Erfahrung, trotz intensivster Anstrengung nicht mehr positiv im Zentrum zu stehen, wie sie das bis dahin meist in ihrem Leben erfahren hatte, erschütterte und verunsicherte die Klientin in hohem Maße und führte zu depressiver und psychosomatischer Dekompensation.

Die vertrauensvolle therapeutische Beziehung, die sich rasch aufbaute, half der Klientin, wieder eine gewisse Stabilität zurückzuerlangen, da sie sich von mir, einer Repräsentantin des Landes, in dem sie zugehörig sein wollte, angemessen und wertschätzend wahrgenommen und verstanden fühlte. Frau I. konnte den Druck, unter dem sie stand, erfolgreich sein zu wollen, zunehmend erkennen und problematisieren, umso mehr als ich ihr zu verstehen gab, dass mir derartige Belastungen, schmerzhafte Erlebnisse und Konflikte aufgrund meiner psychotherapeutischen und eigenen Erfahrungen mit interkulturellen Lebenssituationen bekannt waren und nicht allein sie betrafen. Es gelang mir damit, einen offenen Beziehungsraum zu schaffen, der es ihr erlaubte, sich vollständiger wahrzunehmen, entgegen dem Anpassungserfolg und Erwartungsdruck von verschiedenen Seiten. So musste sie mir und auch sich selbst gegenüber nicht mehr das nur positive und leistungsstarke Bild ihrer Lebenssituation aufrechterhalten, sondern konnte verleugnete, enttäuschende Erfahrungen und schmerzliche Gefühle zulassen und thematisieren. Allmählich fand eine realitätsangemessenere Wahrnehmung und Auseinandersetzung statt, wodurch auch die selbstüberfordernde Haltung und Überverantwortlichkeit für die Eltern bearbeitbar wurde.

Die Entscheidung, das Herkunftsland zu verlassen, entstand vor allem unter Druck und aus Angst vor den wachsenden antideutschen Tendenzen der deutschen Minderheit gegenüber in ihrer kasachischen Heimat, wobei die vom deutschen Staat vorgesehenen Übersiedlungshilfen den Schritt erleichterten. Dennoch sträubte sich der Vater, der damit alles, sein Land, seine Arbeit, sein

Haus aufgeben musste, bis zuletzt, denn es stellte nach der Vertreibung nach dem Zweiten Weltkrieg einen erneuten Verlust seiner Heimat und seines Besitzes dar.

Der jüngeren Generation in der Familie, damit auch meiner Klientin, fiel die Übersiedlung nach Deutschland leichter, da sie ihre Zukunft mit beruflicher Entwicklung und Familiengründung noch vor sich hatte und ihre Ziele mit viel Energie und Kompetenzen verfolgen konnte. Allerdings übernahm die Klientin und wahrscheinlich auch ihre Geschwister eine große Mitverantwortung für das Schicksal ihrer Eltern, mit denen sie aufgrund ihres schweren Lebenswegs emotional besonders eng verbunden waren. Frau I. übernahm die Aufgabe, durch ihren beruflichen, materiellen und sozialen Erfolg auch bei ihren Eltern für Lebenszufriedenheit zu sorgen und die Richtigkeit der Entscheidung zur Auswanderung zu bestätigen. Auch deswegen wogen die diskriminierenden Erfahrungen so schwer, da sie meinte, den Eltern nicht erneut derartige Ausgrenzungserlebnisse zumuten zu können.

Durch den nach der Rückkehr aus der Elternzeit auftretenden Konflikt am Arbeitsplatz, die Abwertung ihrer Arbeit und durch die erlebte Diskriminierung stellte sich die Klientin in ihren beruflichen Fähigkeiten und als Person mit ihren Eigenschaften insgesamt in Frage, sie fühlte sich verunsichert und entwickelte depressive und psychosomatische Symptome.

Es gelang ein interkulturelles Verständnis für die eigene Lebenssituation zu fördern, und zwar durch Sensibilisierung für gesellschaftlich vorhandene Mechanismen der Ausgrenzung von zugewanderten Menschen, insbesondere von solchen, die sich durch besondere Merkmale hervorheben, zum Beispiel berufliche Fähigkeiten oder besondere Ausstrahlung. Vor dem Hintergrund, dass es sich oft um Neid und Konkurrenzverhalten handele, wurde es der Klientin möglich, ihre Erfahrung nicht nur als individuelles Schicksal zu begreifen. Dies verlangte von ihr jedoch, die Illusion der selbstverständlichen Zugehörigkeit aufzugeben und sich mit den Realitäten der deutschen Gesellschaft und der Situation von Ein- und Zuwanderern auseinanderzusetzen. Neben den sich zeigenden belastenden Aspekten konnte der Blick der Klientin aber auch auf ihre sich in einer interkulturellen Lebenssituation entwickelnden besonderen Kompetenzen und Chancen gerichtet werden. Damit konnte die Rückgewinnung von Sicherheit bezüglich der eigenen Fähigkeiten und Eigenschaften über eine klare innere Abgrenzung und über Widerstand gegenüber den diskriminierenden Angriffen eingeleitet werden.

Die Entwicklung hin zu mehr Autonomie bedeutete im Fall der Klientin, unabhängiger zu werden von der Anerkennung des deutschen Umfelds, also den Kolleginnen in der Tagesstätte, und mehr Konfliktfähigkeit zu entwickeln, das heißt, zu lernen, Dissonanz auszuhalten und damit umzugehen. Es wuchs ein Bewusstsein – oft angeleitet durch focusingtherapeutische Arbeit, um zu tiefliegenden Empfindungen Zugang zu schaffen – für ihre besonderen, in einem anderen Kulturraum entwickelten Eigenarten und Fähigkeiten, die sie in ihrem sozialen und beruflichen Leben in Deutschland einbrachte und damit zu einer auf ihre eigene Weise geprägten interkulturellen Lebensgestaltung beitrug. Frau I. musste sich auch von selbst auferlegtem Anspruchsdruck sowie Erwartungen seitens der eng miteinander verbundenen Familienangehörigen befreien, stellvertretend Erfolge zu erbringen und für Glücklichsein oder auch Zugehörigkeitsgefühle sorgen zu müssen. Sie musste übermäßige Verantwortungsgefühle für andere ablegen.

Aus einer Position größerer Autonomie und Selbstwertschätzung heraus und ohne den Druck oder Zwang, Zugehörigkeit erlangen zu müssen, bestand die Chance, durch das Erleben authentischer Übereinstimmung mit anderen Menschen Situationen der Zugehörigkeit erfahren zu können.

3.6.4 Überblick: Bedeutsame Aspekte der Fallbeschreibung

ZUSAMMENFASSUNG

- Die erlebte Wertschätzung durch die Psychotherapeutin, als Vertreterin der Aufnahmegesellschaft, verhalf der Klientin nach der erfahrenen Kränkung durch Kolleginnen wieder zu mehr Stabilität.
- In der vertrauensvollen geschützten Beziehung konnte sie zunehmend bis dahin verleugnete, enttäuschende Erlebnisse und schmerzliche Empfindungen zulassen. Sie spürte die belastende Verantwortung, die sie für ihre Eltern übernommen hatte, denen sie erneute enttäuschende Diskriminierungserfahrungen ersparen wollte.
- Die Einordnung ihrer Ausgrenzungserfahrung als nicht nur individuelles Schicksal, und zwar durch Förderung eines interkulturellen Verständnisses ihrer Lebenssituation, führte dazu, die Illusion der selbstverständlichen Zugehörigkeit aufzugeben.
- Die Klientin fand bewussten Zugang zu den im Einwanderungsland erworbenen eigenen und besonderen Fähigkeiten der Lebensgestaltung und Alltagsbewältigung.
- Sie entwickelte im Umgang mit ihren Kolleginnen mehr Konflikt- und Durchsetzungsfähigkeit. Übereinstimmung und Zugehörigkeit wurden nicht mehr einfach unkritisch vorausgesetzt.

3.6.5 Parallelen in vier weiteren Fallbeispielen

Klientin, 63 J., Herkunftsland: Kasachstan
Seit 25 J. in Deutschland, verheiratet, 2 Kinder

BEISPIEL

Eine weitere Klientin, Frau W., die auch als Deutsche in Kasachstan aufwuchs und als Erwachsene mit ihrer Familie nach Deutschland übersiedelte, war verheiratet mit einem Russen, der trotz geringer Deutschkenntnisse einwilligte, nach Deutschland zu gehen. Während sie als ausgebildete Elektrotechnikerin eine sehr gute Stelle bei Siemens fand und sehr zufrieden war, hatte ihr Mann als ehemals gefragter Hochmontage-Facharbeiter mit geringen Sprachkenntnissen Schwierigkeiten, qualifizierte Arbeit zu finden, und erhielt immer wieder nur Zeitverträge. Nach vielen unbefriedigenden Arbeitsjahren blieb er zuhause und übernahm den Haushalt, da ihr Einkommen für die Familie ausreichte.
Mit 64 Jahren erkrankte ihr Mann an Magen-Darm-Krebs und verstarb innerhalb einiger Monate. Neben der großen Trauer wegen des Verlustes ihres Partners quälten sie Schuldgefühle, nicht erkannt zu haben, wie sehr ihr Mann durch das Fehlen einer befriedigenden Arbeit und das eingeschränkte Leben sowie durch Ausgrenzungserfahrungen in Deutschland belastet war. Frau W. befürchtete, dass diese Faktoren wesentlich zur Entstehung der Krebserkrankung beigetragen haben könnten und sie sich schuldig gemacht hatte. In Verbindung mit der Trauerreaktion trugen die Schuldgefühle zu einer ausgeprägten depressiven Störung bei.
Der Fall zeigt, wie sehr die Verbundenheit innerhalb der Familie mit Gefühlen der Verantwortlichkeit für das Wohlbefinden der anderen Familienmitglieder einhergeht. Gelingt einem Familienmitglied das Leben in dem Einwanderungsland nicht oder weniger gut, so wird dies zu psychischen Beeinträchtigungen und/oder Schuldgefühlen bei denen führen, die die Situation erfolgreicher bewältigt haben, gerade dann, wenn sie die Entscheidung zur Auswanderung mit zu verantworten haben.

Klientin, 43 J., Herkunftsland: Portugal
Seit 3 Jahren in Deutschland, verheiratet

BEISPIEL

Diese Klientin, Frau X., die nur einige Stunden zu mir kam, befand sich in einem ausgeprägt depressiven Zustand. Sie war ihrem Mann, der bereits einige Jahre in Deutschland arbeitete, gefolgt und hatte eine Teilzeitarbeit in einem Supermarkt gefunden. Ihre Sprachkenntnisse beschränkten sich auf die notwendige Alltagsverständigung. Die Klientin thematisierte bei mir ihre Isolation, die Sehnsucht nach der Heimat, ihrer Familie und ihren Freunden. Sie hatte zudem keinen Rückhalt in einer portugiesischen Gemeinde gefunden, da diese in der Stadt aufgrund einer zu geringen Anzahl an Portugiesen nicht existierte. Sie erlebte sich der Fremde ausgeliefert.
Es tat ihr sichtlich gut, zu mir zu kommen, wo sie sich trotz ihrer geringen Deutschkenntnisse verständnisvoll aufgenommen und wertgeschätzt fühlte und sich mit ihrer gefühlsmäßigen Notlage auseinandersetzen konnte.
Die beraterischen Gespräche führten dazu, ihren Wunsch, nach Portugal zurückzukehren, ernst zu nehmen und diesen ihrem Mann gegenüber zu behaupten. Frau X. kehrte einige Monate später nach Portugal zurück, ihr Mann plante, ca. 1 Jahr später zu folgen.
Ich erhielt einige Zeit nach diesem Kontakt einen Brief von ihr aus Portugal.

Klient, 49 J., Herkunftsland: Deutschland
verheiratet, 1 Sohn

BEISPIEL

Herr M. befand sich in besonderen Lebensumständen, er war der uneheliche Sohn eines afroamerikanischen US-Bürgers mit einer deutschen Frau. Er kam zu mir wegen depressiver und psychosomatischer Symptome, die sich in den letzten Monaten intensiviert hatten. Er hatte sich auch zunehmend von seinen Freunden zurückgezogen. Als Auslöser ließ sich die schwerwiegende Erkrankung der Mutter ausmachen, die Fragen von Erbschaft und unerledigten Themen aufwarf. Die Mutter hatte sich immer geweigert, ihm den Namen seines Vaters mitzuteilen, von dem er nur wusste, dass er einige Jahre nach seiner Geburt nach Amerika zurückversetzt worden war. Die Mutter hatte mit dem Vater nie zusammengelebt. Er weiß auch nicht, ob sein Vater von seiner Existenz wusste.

Der Klient war im Wesentlichen bei den liebevollen Großeltern in einem kleinen fränkischen Dorf aufgewachsen, in dem er bis heute lebt und sich zuhause fühlt.
In der Therapie begann sich Herr M. mit seinem andersartigen Aussehen verstärkt auseinanderzusetzen, das er bisher durch ausgeprägtes Anpassungsverhalten und intensives Bemühen um Anerkennung übergangen hatte. Er hatte im Dorf einige öffentliche Funktionen inne, zum Beispiel im Sportverein, und engagierte sich viel für die Gemeinschaft.
Die Weigerung der Mutter, ihm eine Beziehung zum Vater zu ermöglichen, verweigerte dem Klienten, die Zugehörigkeit zum Vater zu erleben. Dies begann er in der Psychotherapie ein stückweit „nachzuholen“, indem er sich bewusst mit dem eigenen sichtbaren Anderssein konfrontierte und in seiner Biografie nach Erlebnissen suchte, in denen er dieses zum Teil in kränkenden Erlebnissen erfahren, aber verdrängt hatte.
Mit dieser skizzenhaften Falldarstellung möchte ich herausstellen, dass für die psychische Gesundheit und Stabilität der Persönlichkeit das Erleben beider Zugehörigkeiten eine Notwendigkeit ist, ebenso wie damit zu leben. Ziel der Behandlung war, den Klienten dahingehend zu unterstützen.

Klientin, 51 J., Herkunftsland: Norwegen
Seit 25 Jahren in Deutschland, geschieden

BEISPIEL

Diese Klientin, Frau L., kam wegen immer wieder scheiternden Beziehungen zu mir in Behandlung. Sie war als junge Frau nach Deutschland gekommen und hatte eine unbefristete Stelle an der Universität. Sie war in erster Ehe mit einem Spanier verheiratet gewesen, die Ehe war nach wenigen Jahren gescheitert. Sie hatte immer wieder Beziehungen mit nicht-deutschen Männern, die nicht von Dauer waren. Im Übrigen war die Klientin sozial gut eingebunden, hatte einen Freundeskreis, der sich aus Menschen mit unterschiedlicher kultureller Herkunft zusammensetzte. Während der Therapie lernte sie einen deutschen Mann aus einer entfernten Stadt kennen. Nach einigen Jahren Fernbeziehung zog sie zu ihm, da sie auch dort an der Universität arbeiten konnte. Frau L. heiratete und führte eine über 13 Jahre dauernde Ehe.
Die Therapie endete nach ihrem Umzug in die entfernte Stadt. Während die Beziehungen mit Männern, die ebenfalls eingewandert sind, nicht von Dauer sind, gelingt eine lang bestehende Beziehung mit einem deutschen Partner, weil sie hier, wie die Klientin wiederholt in Therapiesitzungen beschrieben hatte, ein Gefühl von Sicherheit und Zugehörigkeit erleben konnte.

Bisher habe ich Fallbeispiele von Menschen dargestellt, die als Erwachsene entschieden haben, nach Deutschland auszuwandern.

Die folgenden Darstellungen betreffen nun Klienten, die als Kinder mit ihren Eltern nach Deutschland kamen beziehungsweise hier geboren wurden.

3.7 Ausbruch aus monokultureller Abkapselung

3.7.1 Interkulturelles Paradigma

Klientin, 46 J., Herkunftsland: Italien
Mit 6 Jahren nach Deutschland eingewandert, ledig

Die in der Kindheit durch den Vater auferlegte monokulturelle Abkapselung der Familie verhinderte eine Teilhabe der Klientin am sozialen schulischen Leben. Mit Beginn der Pubertät wird diese Abkapselung von ihr zunehmend durchbrochen. Sie sucht im Einwanderungsland beruflichen Erfolg, Anerkennung und Freundschaften.

	Klientin	Partnerin
Herkunftskultur	Italien	Türkei
Ausbildung	Angestellte	Angestellte
Begegnungsland	Deutschland	
Lebensmittelpunkt	Deutschland	

3.7.2 Kurze Fallbeschreibung

BEISPIEL

Die Klientin, Frau T., zog im Alter von 6 Jahren mit ihrer Mutter und älteren Schwester nach Deutschland, wo der Vater bereits seit mehreren Jahren arbeitete. Da die Mutter auch ganztags in einer Fabrik arbeitete, musste die ältere Schwester auf sie aufpassen, die der Vater trotz Schulpflicht und Intervention der Polizei, nicht zur Schule gehen ließ. Die Klientin kam mit 7 Jahren in die Schule und musste die erste Klasse wegen mangelnder Deutschkenntnisse wiederholen. Auf sich allein gestellt, durchlief sie die Schule dann ohne große Probleme, durfte aber an schulischen Ausflügen nicht teilnehmen, obwohl die Lehrer:innen versuchten, den Vater umzustimmen. Ab der ersten Menstruation verbot ihr der Vater, draußen zu spielen, sodass das bis dahin lebhafte Kind ernst und betrübt wurde. Sie war emotional eng an die Mutter gebunden, die versuchte, sie vor väterlichem Druck, Verboten und Bestrafungen zu schützen. Im Alter von 15 Jahren nahm sie eine drei Jahre dauernde Liebesbeziehung mit einem türkischen Mädchen auf.

Nach Abschluss der Schule mit 17 Jahren verlangte der Vater, dass sie ohne Ausbildung sofort arbeiten und Geld verdienen ging, den Großteil des verdienten Geldes hatte sie abzugeben. Frau T. fand eine Arbeit bei einer renommierten Firma, in der sie sich über viele interne Fortbildungen zu einer gut bezahlten Stelle hocharbeitete. Mit Unterstützung einer Partnerin gelang es ihr mit 25 Jahren, die elterliche Wohnung zu verlassen und mit ihr zusammenzuziehen, was sie als große Befreiung erlebte.

Die Klientin war stolz auf sich, stolz darauf, anders zu sein als ihre Brüder und Schwestern, die den süditalienischen Traditionen verhaftet blieben und innerhalb der italienischen Gruppe heirateten. Sie legte sehr großen Wert auf ihr Äußeres, auch auf die Betonung ihres südländischen Aussehens.

Anlass für die Therapie waren panikartige Ängste, die während einer Kur aufgetreten waren, und die sie deswegen abbrechen musste. Ihr bewusster Wunsch zu dieser Zeit war, sich von ihrer Familie zu distanzieren, von deren Erwartungen sie sich eingeschränkt fühlte. Frau T. litt seit dem Kuraufenthalt an Ängsten und depressiver Verstimmung.

Etwa nach zwei Jahren, während der laufenden, sich konstruktiv gestaltenden Psychotherapie, führte der plötzliche Tod des Vaters und der ein halbes Jahr später folgende Tod der Mutter zu einer erneuten massiven Destabilisierung mit Ängsten und depressiven Einbrüchen. Es kam vor allem aber auch zu Schuldgefühlen den Eltern gegenüber, aufgrund der vollzogenen Distanzierung und Ablösung von ihnen. Sie sprach nur noch von den „geliebten Eltern" und war, entsprechend einer alten Tradition, fixiert darauf, abends ihr Bild zu küssen.

3.7.3 Zentraler Konflikt: Ausbruch aus monokultureller Abkapselung

Die Klientin erlebte in ihrer Kindheit eine starke Kontrolle und radikale Eingeschränktheit durch den autoritären, in süditalienischen Traditionen verhafteten Vater, der seine Töchter und Familie vor schädlichen, verändernden Einflüssen der Einwanderungsgesellschaft schützen wollte. Um den Zusammenhalt der Familie zu verteidigen, auch um eventuell ins Herkunftsland zurückkehren zu können, in dem er ein Haus mit Wohnungen für alle Kinder baute, betrieb der Vater eine monokulturelle Abkapselung der Familie. Dies führte zu einschneidenden sozialen Ausschlusserfahrungen und Beeinträchtigungen altersgerechter Aktivitäten, urmenschliche Bedürfnisse nach Teilhabe und Zugehörigkeit konnten nicht gelebt werden.

Obwohl auf sich allein gestellt, gelang es Frau T., sich in der Schule und später in der Arbeitswelt zurechtzufinden. Ihr Autonomiebestreben, der Wunsch nach Weiterentwicklung und ihre Anstrengungsbereitschaft führten zu erfolgreichen Leistungen. Mit dem Erwachsenenleben erfolgte eine Befreiung von der väterlichen Autorität und einschränkenden Traditionen, emanzipatorische und sexuelle Freiräume wurden gelebt.

Allerdings zeigte sich während des Kuraufenthalts sowie später durch den Tod der Eltern, dass die psychische Verstrickung mit ihnen sehr tief in ihr verwurzelt war. Ihre Distanzierungs- und Autonomiewünsche aktualisierten einen Loyalitätskonflikt mit starken Schuldgefühlen sowie eher unbewussten Bestrafungsängsten aufgrund der verinnerlichten strengen väterlichen Autorität, verbunden mit Angst vor Verlust von Sicherheit und Zugehörigkeit.

Die Art der therapeutischen Beziehung war für die Klientin eine neue, positive Erfahrung, was sie deutlich zum Ausdruck brachte. Frau T. fühlte sich als gesamte Person ernst genommen und wertgeschätzt, vor allem auch in ihren intellektuellen Fähigkeiten. Während das Aussehen für ihr Selbstbewusstsein immer eine große Rolle gespielt hatte, standen in der therapeutischen Arbeit ihre früh erkennbaren Fähigkeiten, sich in einer schwierigen fremden Umwelt zurechtzufinden, im Mittelpunkt. Ich denke, ich bot ihr als Therapeutin auch ein gutes Identifikationsmodell an, als eine zugewandte, fachlich kompetente Frau, die zudem vertraut war mit der italienischen Sprache und dem süditalienischen Lebensstil, wodurch sie ihre belastenden Gefühle in aufgeklärter Weise bearbeiten konnte. Es spielte eine Rolle, dass wir gelegentlich auf süditalienische Mentalität, Orte oder Essgewohnheiten zu sprechen kamen und sie erfuhr, dass ich aufgrund meiner Ehe mit einem Süditaliener über eigene Erfahrungen mit dieser Welt verfügte. Dies stärkte ihr Vertrauen darin, dass ich die Konflikte und ihre inneren emotionalen Kämpfe ausreichend erfassen konnte und machte eine reflektierende Bearbeitung möglich, sodass sie sich in der therapeutischen Beziehung immer mehr öffnen und innere Konflikte offenlegen konnte.

Die Klientin vermied es, Italienisch zu sprechen, auch wenn ich sie in bestimmten Situationen dazu ermunterte, da sie „nur" den sizilianischen Dialekt beherrschte, der in der Familie gesprochen wurde.

Die Angst des Vaters vor dem eigene Werte und Traditionen in Frage stellenden Einfluss der Einwanderungsgesellschaft und damit auch Angst vor Verlust der eigenen Autorität, prägte die Beziehung des Kindes zu seiner neuen

Umwelt. Sie wurde ihr als bedrohlich vermittelt und als etwas, an dem sie nicht teilhaben durfte, obwohl schulische Aktivitäten für sie sehr verlockend waren.

Erstaunlich ist, dass sie trotz all dieser emotionalen Belastungen und hemmenden Faktoren eine hohe Lernbereitschaft und Motivation an den Tag legte und in kurzer Zeit die deutsche Sprache erlernte sowie gute schulische Leistungen erzielte. Dieser starke Wille zur Weiterentwicklung, ihre Lernfähigkeit und das Interesse, sich ihr bietende Möglichkeiten in der deutschen Gesellschaft aufzugreifen und daran teilzuhaben, bestimmten ihren schulischen und erfolgreichen beruflichen Werdegang. In sozialer Hinsicht bewegte sie sich in einem eingegrenzten Umfeld mit deutschen Frauen und Frauen mit unterschiedlichem kulturellem Hintergrund. Darüber hinaus, zum Beispiel zu Kolleg:innen, gestaltete sie die Kontakte eher distanziert und setzte damit die früh in der Familie erlernte Distanz und Vorsicht in Beziehungen zu Menschen aus der Einwanderungsgesellschaft fort.

Frau T. empfand vor allem Stolz darüber, dass sie es ohne berufliche Ausbildung innerhalb eines Großkonzerns geschafft hatte, eine gut bezahlte Stelle zu erreichen, wobei für sie vorrangig der finanzielle Aspekt zählte. Sie legte größten Wert auf ein gepflegtes attraktives Äußeres mit entsprechender Kleidung und Accessoires, im Sinne italienischer Eleganz.

Als ich in der therapeutischen Arbeit immer wieder hervorhob, wie erstaunliche ihre Fähigkeiten sind, die sich seit der Kindheit in der Bewältigung der sich stellenden Anforderungen und Belastungen in einem für sie fremden Land, ohne Unterstützung seitens der Familie zeigten, war sie überrascht. Sie war es gewohnt, sich eher als Mitglied einer Randgruppe ohne besondere Fähigkeiten oder Eigenschaften zu verstehen. Der Blick auf die interkulturelle Lebenssituation eines Kindes, dem es gelang, sich in einer neuen Umgebung zu orientieren, zu behaupten und die sich ihm bietenden positiven Entwicklungsimpulse konstruktiv aufzugreifen, öffnete ihr einen neuen, wertschätzenden Blick auf sich selbst und stärkte auch ihre selbstbestimmte Position gegenüber den väterlichen Ansprüchen und Erwartungen. Es gelang ihr zunehmend, ihre spezifische Entwicklung und Lebenssituation unter dem Aspekt der Bewältigung interkultureller Herausforderungen in den Blick zu nehmen.

Die Klientin strebte ihre Unabhängigkeit vom Vater und dessen massiv einschränkenden Verboten, Ansprüchen und Erwartungen an. Ihre Mädchenfreundschaften und eine frühe lesbische Beziehung waren zunächst der einzige Weg sich ihm und seinen patriarchalischen Vorstellungen entziehen zu können. Mit ihrer finanziellen Unabhängigkeit und durch Unterstützung der Partnerin schaffte sie es, im Alter von 25 Jahren, auszuziehen und sich zunehmend von den traditionellen Vorstellungen und Normen zu distanzieren. Sie empfand Stolz, anders als die Geschwister zu sein und zu leben.

Wie fragil jedoch diese Autonomie war, zeigte sich erstmals durch die Trennung beim Kuraufenthalt, als Frau T. auf sich allein gestellt war. Dies löste panikartige Ängste aus. In den erlebten Verlorenheitsgefühlen spürte sie, dass sie sich diesem fremd erlebten Umfeld in der Kur nicht zugehörig empfand. Die zu dieser Zeit angestrebte Befreiung von familiären und elterlichen Vorstellungen und Erwartungen führte zu Verunsicherung und bedrohlichen Verlust- und Einsamkeitsgefühlen.

Mit dem späteren zeitnahen Versterben beider Eltern wurde erneut eine tiefe Destabilisierung ausgelöst. Nun fehlten die Garanten der Verbundenheit mit dem Herkunftsland und die Personen, denen gegenüber sie sich als anders, als fortschrittlicher positionieren konnte. Jetzt musste sie für sich selbst klären, wer sie sein wollte und wie sie leben wollte. Die Klientin hatte das Gefühl, „den Boden unter den Füßen zu verlieren". Zusätzlich zur Frage der Zugehörigkeit wurde der Loyalitätskonflikt wieder virulent und löste Schuldgefühle gegenüber den Eltern aus sowie Ängste, die sie mit den oben beschriebenen Beschwichtigungs- und Wiedergutmachungsritualen zu kompensieren versuchte.

Im Verlauf der weiteren therapeutischen Arbeit fand die Klientin allmählich erneut zu mehr psychischer Stabilität und erkannte, dass ihre interkulturell geprägten Frauenfreundschaften ein zentraler Bezugs- und Zugehörigkeitsort für sie waren. Die Beziehung zu ihren in Deutschland lebenden Geschwistern wurde wieder wichtiger, sie suchte Verbundenheit mit ihnen. Die vom Vater gebaute Wohnung in ihrem Geburtsort, die sie erst verkaufen wollte, wurde zu einem Sicherheit gebenden, zu einem mit Heimat verbundenem Bezugspunkt. Deren Erhalt wurde eine Bestätigung des elterlichen Anliegens und Auftrags, sich dem Geburtsort zugehörig zu fühlen.

Der therapeutische Ort lieferte ihr in dieser schwierigen Lebensphase mit dem Verlust der Eltern und der damit verbundenen Verunsicherung die Basis, sich in all den verschiedenen Zugehörigkeitsbezügen zu orientieren. Indem sie sowohl die Beziehung zur italienischen Herkunftsfamilie und -gesellschaft als auch zur deutschen Gesellschaft mit all den Entwicklungschancen jenseits von Loyalitätskonflikten reflektieren konnte, gelang es ihr, sich neu zu verorten und ihre Autonomie zu stärken. Die Beziehung zur deutschen Gesellschaft blieb distanziert-ambivalent, entsprechend dem durch den Vater und die Familie geprägten frühen Bezug zum deutschen Umfeld in der Kindheit. Frau T. empfand sich als „eine der Ausländer:innen, die verstreut in Deutschland leben".

3.7.4 Überblick: Bedeutsame Aspekte der Fallbeschreibung

ZUSAMMENFASSUNG

- Die Wertschätzung und Anerkennung der in der Kindheit entwickelten Fähigkeiten, den Alltag und viele Herausforderungen im Leben eines Einwanderungskindes, weitgehend ohne Unterstützung der Eltern, zu bewältigen, eröffnete der Klientin einen neuen Blick auf sich selbst. Sie empfand zunehmend mehr Selbstwertschätzung.
- Der in der Jugend und im erwachsenen Leben vollzogene Ausbruch aus der vom Vater durchgesetzten monokulturellen Abkapselung erwies sich als verunsichernd und angstauslösend als sie sich durch einen Kuraufenthalt und dann durch den Tod der Eltern mehr auf sich allein gestellt erlebte.
- Es wurden in der Therapie Fragen von Zugehörigkeit und Loyalität den Eltern und der Herkunft gegenüber relevant und mussten bearbeitet werden.
- Zum Stabilisierungsprozess trug wesentlich bei, dass sich die Klientin verstärkt in beiden Kulturen verankerte. Ihr wurde einerseits die Wichtigkeit ihrer interkulturell geprägten Frauenfreundschaften in Deutschland bewusst, auf der anderen Seite intensivierte sie wieder den Kontakt zu ihren in Deutschland lebenden Geschwistern. Zudem entschied sie sich zum Erhalt der von den Eltern vermachten Wohnung im Geburtsort, diese war für sie ein im Herkunftsland verankernder Bezugspunkt.

3.8 Raus aus Scham- und Minderwertigkeitsempfinden

3.8.1 Interkulturelles Paradigma

Klientin, 34 J., Herkunftsland: Bosnien
in Deutschland geboren, verheiratet, 1 Tochter

Scham- und Minderwertigkeitsgefühle, die durch frühe Diskriminierungserfahrungen in Kindergarten und Schule verursacht wurden, beeinträchtigen das Selbstwertgefühl der Klientin bis ins Erwachsenenalter. Durch die Geburt der Tochter, der sie entsprechende Erfahrungen ersparen will, entsteht der Wunsch nach Selbstveränderung und sie sucht therapeutische Hilfe.

	Klientin	**Partner**
Herkunftskultur	Bosnien	Deutschland
Ausbildung	Akademikerin	Akademiker
Begegnungsland	Deutschland	
Lebensmittelpunkt	Deutschland	

3.8.2 Kurze Fallbeschreibung

BEISPIEL

Die Eltern der Klientin, Frau R., beide bosnisch-kroatischer Herkunft, lernten sich in Deutschland kennen. Die Mutter verfügte über eine geringe Schuldbildung und spärliche Deutschkenntnisse, arbeitete in einer Fabrik und litt sehr unter Heimweh. Ihre rückständige Art, sich zu kleiden, war den Kindern sehr peinlich. Die Mutter war oft und lange krank, verbunden mit häufigen Krankenhausaufenthalten. Die Klientin war sehr an die warmherzige Mutter gebunden, die starb als die Klientin 19 Jahre alt war und gerade ihr Abitur ablegte. Der Vater hatte eine gute Arbeitsstelle, sprach gut Deutsch und stellte sich als der Mutter überlegen dar. Er war autoritär und forderte viel von den Kindern, denn sie mussten alleine zurechtkommen, wenn die Mutter in einer Klinik war. Der Vater, dessen Anerkennung die Klientin vergeblich suchte, starb drei Jahre nach der Mutter, die Klientin kümmerte sich während seiner Krankheit um ihn. Sie war die Einzige, die während ihres Studiums zur Grundschullehrerin noch zuhause lebte.

Die Familie verfügte über wenig Geld und als Kind erlebte sie sich im Kindergarten als Außenseiterin, da sie kaum Deutsch sprach und sich altmodischer gekleidet erlebte als die meisten Kinder. Erst in der Realschule änderte sich das, nachdem Frau R. sehr gute Leistungen zeigte, sodass sie auf das Gymnasium wechselte.

Ab dem 16. Lebensjahr war sie mit ihrem späteren vier Jahre älteren deutschen Mann zusammen. Er war Einzelkind und wies eine schwierige Persönlichkeit mit zwanghaften und aggressiven Verhaltensweisen auf. Sie fühlte sich jedoch durch die Beziehung aufgewertet und wollte unbedingt in seine Familie, die sie als „die bessere Welt" empfand, aufgenommen werden. Seine sehr präsenten Eltern, insbesondere die Mutter, zeigten jedoch ausgeprägt ambivalente Gefühle ihr gegenüber. Der frühe Tod der Eltern der Klientin schweißten das Paar trotz vieler Probleme zusammen. Ein beeinträchtigtes Selbstwertgefühl und ihre übermäßige Belastungsfähigkeit ließen sie die vielen Eigenarten des Mannes, seinen massiven

Egozentrismus und zunehmende psychische Auffälligkeiten hinnehmen. Frau R. ordnete sich unter, stellte eigene Ansprüche zunehmend zurück. Nach der Geburt der Tochter wurde die Beziehung noch schwieriger und die Belastungen der Klientin zwischen Beruf, Kind und Mann waren überfordernd, ohne Anerkennung oder Unterstützung seitens des Mannes oder Hilfe durch die Schwiegermutter. Schließlich beschloss sie, ihn zu verlassen.
Zu diesem Zeitpunkt der Trennung suchte die ängstlich-unsichere Klientin therapeutische Hilfe. Sie zeigte Symptome einer depressiven Erschöpfung, Überforderungs- und Schuldgefühle.

3.8.3 Zentraler Konflikt: Raus aus Scham- und Minderwertigkeitsempfinden

Die Kindheit der Klientin war vor allem im Kindergarten und in der Grundschule belastet durch Ausgrenzungs- und Abwertungserfahrungen aufgrund ihres Andersseins sowie daraus resultierenden Minderwertigkeits- und Schamgefühlen, insbesondere auch für die durch Kleidung und mangelnde Sprachkenntnisse auffallende Mutter. Der Vater stellte in dieser Hinsicht ein positiveres, erfolgreiches Vorbild dar, vermittelte den Kindern hohe Leistungsansprüche und Leistungsbereitschaft, war aber im Gegensatz zur Mutter emotional schwer erreichbar und autoritär fordernd.

Über die frühe Beziehung zu ihrem späteren Mann erlebte sich die Jugendliche aufgewertet und erhoffte sich durch die Heirat in die deutsche Gesellschaft aufgenommen zu werden, was ihr jedoch durch die sehr ambivalent eingestellten Schwiegereltern nicht gewährt wurde. Ihr mangelndes Selbstwertgefühl und der Wunsch nach Zugehörigkeit führten zu übermäßiger Anpassungs- und Unterordnungsbereitschaft. Sie ordnete sich der problematischen, egozentrischen Persönlichkeit ihres Mannes unter, gegen den es ihr nicht gelang, sich durchzusetzen. Erst als Frau R. Mutter einer Tochter war, für die sie hohe Verantwortung empfand, mehr als es ihr für sich selbst möglich war, wuchs der Widerstand gegen die Zumutungen ihres Partners und setzten eine Neuorientierung in Gang. Sie suchte Hilfe in der Therapie.

Die Klientin hatte in schulischen Lehrpersonen durchaus bereits positive Unterstützung erfahren, da sie eine begabte und hochmotivierte Schülerin war. Entsprechend erlebte sie auch mich als eine sie positiv unterstützende Person der Gesellschaft, von der sie sich Anerkennung und Aufnahme erwünschte, sodass sie sich sehr rasch und bereitwillig auf eine vertrauensvolle und konstruktive therapeutische Beziehung einließ. Die Wertschätzung meinerseits und die Anerkennung ihrer Intelligenz und sensiblen Fähigkeit zur Selbstreflexion stärkten ihr Selbstvertrauen und ermutigten sie, sich kritisch mit ihrer Lebenssituation, dem Verhalten ihres Partners und der Schwiegereltern auseinanderzusetzen. Ich bot ihr auch als berufstätige, autonome Frau und Mutter, ein sie stärkendes Modell an, an dem sie sich orientieren konnte und das ihr in ihrer Kindheit und Jugend gefehlt hatte. Die Tatsache, dass ich in einer interkulturellen Partnerschaft lebte, war für sie von großer Bedeutung, da Frau R. zu erkennen begann, dass sie in ihrer Ehe eine gering bewertete und unterschätzte Rolle eingenommen und zugewiesen bekommen hatte, die sie nicht mehr bereit war hinzunehmen. Durch die in der Psychotherapie geförderte Stärkung ihres Selbst und die Einnahme einer neuen Perspektive konnte sich eine konstruktive Auseinandersetzung mit ihren Konflikten und Ängsten entwickeln.

In der Zeit von Kindergarten und Grundschule stand das Erleben von Minderwertigkeit, Scham und Ausgrenzung im Vordergrund, das Erleben, dass ihr Anderssein von der Mehrheit abgelehnt und geringgeschätzt wurde. Allerdings vermittelte der Vater, dass gute Sprachkenntnisse und eine gute Arbeit zu gewisser Anerkennung führen können und förderte damit Leistungs- und Anstrengungsbereitschaft, die zudem durch die familiäre Situation, die Krankheit und Abwesenheit der Mutter, und damit die frühen Selbstständigkeitsanforderungen unterstützt wurden. Die Klientin verbesserte ihre soziale Position durch ihre guten Leistungen und den damit verbundenen schulischen und später akademischen Erfolg deutlich. Die frühe feste Bindung an einen deutschen jungen Mann erweckte die Hoffnung auf Zugehörigkeit, wofür sie, ohne sich dessen bewusst zu sein, bereit war, die ihr zugewiesene untergeordnete Rolle in der Beziehung und in der deutschen Familie hinzunehmen, begünstigt noch durch die belastete und überfordernde Situation in ihrer Familie. Diese Gegebenheiten machten sie vulnerabel und emotional abhängig, was von ihrem psychisch belasteten Partner, ob bewusst oder nicht, ausgenutzt wurde, sodass sich ihre Entwicklungsmöglichkeiten und ihre Autonomiebestrebungen zunehmend einengten.

Wesentlich in der therapeutischen Arbeit war die kritische Auseinandersetzung mit der überwiegend defizitären Bewertung des Andersseins der eigenen Eltern, insbesondere der Mutter, und damit ihrer eigenen Herkunft und Lebensgeschichte. Durch die therapeutische Arbeit konnten Umbewertungen und Umdeutungen der elterlichen und eigenen Geschichte und des Lebens in zwei Kulturen vorgenommen werden, die zu einem Erkennen und Würdigen der eigenen und elterlichen Leistungen führten und auch die Besonderheiten und Ressourcen im eigenen Werdegang sichtbar werden ließen. Das allmähliche bewusste Erfassen der interkulturellen Bewältigungsleistungen und das

Erkennen der in ihrem Lebensverlauf vorhandenen psychosozialen Hindernisse, zu einem angemessenen Selbstwertgefühl zu gelangen, führten zu einem neuem Selbstverständnis und wachsendem Selbstbewusstsein. Je mehr sich die Klientin aus der durch gesellschaftliche Ausgrenzungsmechanismen begünstigten defizitären Selbstwahrnehmung lösen konnte, desto mehr gelang es ihr auch, unangemessene Anpassungs- und Unterordnungstendenzen abzulegen. Ihre wachsende Autonomie setzte auch eine ursprüngliche Vitalität und unterdrückte Energie frei, die die Klientin selbst in Erstaunen versetzte und manchmal verunsicherte, die sie jedoch zunehmend als zu sich gehörig erlebte. Frau R. entwickelte vermehrt Eigenwilligkeit und Durchsetzungsfähigkeit.

Die durch Ausgrenzungserfahrungen und Selbstwertprobleme geprägte Klientin suchte in Kindheit und Jugend über sehr gute schulische Leistungen und später die Beziehung zum deutschen Freund Anerkennung durch die Aufnahme in die deutsche Gesellschaft, „die bessere Welt", zu finden, wodurch sie sich in eine Abhängigkeit und untergeordnete Position begab, die ihr aber auch zugewiesen wurde. Erst in der Rolle als Mutter einer Tochter begann sie deutlicher, über das vorherige Unbehagen hinaus, zu spüren, dass ihre Anpassungsbemühungen und Anstrengungen an ihrer unbefriedigenden Rolle und an der wenig Wertschätzung bietenden Beziehung zu Mann und Schwiegereltern nichts veränderten. Die Klientin begann zu begreifen, dass sie für ihre Tochter in einer derart schwachen Position kein positives Vorbild sein konnte. Sie wollte jedoch unbedingt vermeiden, dass ihre Tochter, wie sie selbst für ihre Mutter, Scham und Peinlichkeit empfinden musste. Dies führte zur Entscheidung, sich aus der Ehe zu lösen und einen autonomen, selbstwertschätzenden Weg zu suchen. Zudem machte Frau R. sich, im Sinne eines Lebensprojekts, zur Aufgabe als Lehrerin, Kinder in vergleichbar schwierigen Lebenssituationen wie der ihren, zu unterstützen, Selbstbewusstsein zu entwickeln und konstruktive Bewältigungsfähigkeiten zu fördern.

Die spätere neue Partnerschaft mit einem deutschen Mann gründete sich auf gegenseitigen Respekt und es fand eine Auseinandersetzung mit den Unterschiedlichkeiten beider Partner statt und beinhaltete deren Akzeptanz, was eine Voraussetzung für das Entstehen von Zugehörigkeitserleben ist.

3.8.4 Überblick: Bedeutsame Aspekte der Fallbeschreibung

ZUSAMMENFASSUNG

- Anerkennung und Bestätigung der intellektuellen Fähigkeiten und Bewältigungsleistungen eines Lebens im Einwanderungsland von Kindheit an ermutigten die Klientin, sich kritisch mit ihrer Lebenssituation auseinanderzusetzen.
- Sie realisierte zunehmend die erfahrene Geringschätzung und mangelnde Anerkennung durch ihren Ehemann und die Schwiegereltern.
- Von entscheidender Bedeutung im therapeutischen Prozess war die Auseinandersetzung mit ihrer geringschätzenden Bewertung des Andersseins der eigenen Familie und damit ihrer Herkunft.
- Die Umbewertung und Umdeutung der eigenen Herkunftsgeschichte und das Erfassen und Würdigen der eigenen und der elterlichen Leistungen und interkulturellen Besonderheiten im Werdegang der Familie führten zur Überwindung von Scham- und Minderwertigkeitsgefühlen und neuem Selbstverständnis.
- Die Klientin konnte damit übermäßiges Anpassungsverhalten und Unterordnungstendenzen ablegen und entschied sich für die Auflösung der Ehebeziehung. Sie machte es sich als Lehrerin zudem zur Aufgabe, Kindern aus Einwandererfamilien zu unterstützen.

3.8.5 Parallelen in einem weiteren Fallbeispiel

Klientin, 29 J., Herkunftsland: Rumänien
Seit 12 Jahren in Deutschland, ledig

BEISPIEL

Ich möchte dieses Fallbeispiel von Frau V. ergänzen, da sich Empfindungen und Gefühle des Fremdseins, der Scham und Minderwertigkeitserleben sehr gut aufzeigen lassen.
Die Klientin erlebte bei der Ankunft in Deutschland, das in der Familie als demokratisches, hoch angesehenes Land idealisiert wurde, bei der Begegnung mit Gleichaltrigen in der Schule große Fremdheit und einen massiven Schmerz, ausgeschlossen zu sein, verbunden mit ausgeprägten Gefühlen von Anderssein, Minderwertigkeit und Scham. Nach Abschluss der Schule war es ihr aufgrund von ausgeprägten Ängsten und Hemmungen nicht möglich, eine berufliche Ausbildung zu machen, weswegen sie

sich auch in Therapie begab. Verschiedene stundenweise Jobs konnte sie übernehmen, womit sie sich ihren Lebensunterhalt verdiente.
Die Klientin hatte das Gefühl, sich durch „dicke Mauern" , eine Fettschicht" (tatsächlich hat sie in Deutschland stark zugenommen) vor Verletzungen und Bedrohungen zu polstern und abzuschirmen. Sie beschrieb, in focusingtherapeutischer Arbeit, unangenehme körperliche Empfindungen von Steifheit und Verhärtungen wie „Knoten" und schilderte, nur einen „sehr kleinen inneren Raum" zu haben, in dem sie sich „sicher und wertvoll" fühlte. Durch das Erleben von Ablehnung, lehnte sich Frau V. selbst ab, sie lehnte „das Rumänische" ab, weil es für sie minderwertig war. Das führte auch dazu, dass sie kaum Kontakt zu ihrer Familie pflegte und die Eltern als „schwache Menschen" abwertete. Andererseits spürte sie im Lauf der Therapie, dass in ihrer „rumänischen Seite" viele positive Ressourcen und ein positives Selbstbild enthalten waren. Wenn sie dieses Gefühl in sich fand, erlebte sie sich leichter, energievoller und freier. Sie konnte jedoch nicht darauf zurückgreifen oder dabei verweilen, weil einsetzende Gefühle von Scham diese Empfindungen verdrängten. Das „rumänische Gefühl" stellte sich manchmal ein, wenn sie sich jemandem vertrauensvoll nahe fühlte und sich damit gleichzeitig mehr bei sich empfand.
In der therapeutischen Beziehung erlebte sie die Akzeptanz und Wertschätzung als sehr „wohltuend", als ein „Aufgenommensein". Es dauerte jedoch lange und verlangte intensive, auch körperorientierte Therapiearbeit, bis sie in der Therapiesituation häufiger ihr „rumänisches Gefühl" finden konnte, das beinhaltete, einfach da sein zu können, ohne Druck und Anspannung, auch ohne reden zu müssen, nur in ruhiger, positiver Selbstbezogenheit.
Dieses mit der Therapiedauer wachsende positive Selbsterleben in meiner Anwesenheit als Therapeutin, einer Vertreterin der Aufnahmegesellschaft, stellte die Basis dar für die sich allmählich entwickelnden konstruktiven Veränderungen der Klientin. Mit wachsendem Selbstwertgefühl begann Frau V. auch wieder den Kontakt zu ihrer Familie zu suchen, sich mehr für deren Schicksal zu interessieren und somit eine positivere Beziehung zu ihrer eigenen Geschichte zu entwickeln. Sie fand zu Energie und Lebensfreude zurück, was sich auch in einer zunehmend positiven Ausstrahlung und einer Normalisierung ihres Gewichtes niederschlug.

3.9 Im Spannungsfeld kultureller Zugehörigkeiten

3.9.1 Interkulturelles Paradigma

Klientin, 33 J., Herkunftsland: Türkei
In Deutschland geboren, verheiratet, 1 Sohn

Bereits in der Kindheit war die Klientin widersprüchlichen und verwirrenden Erfahrungen von Ausgrenzung und Akzeptanz in ihrem Lebensumfeld ausgesetzt. Als Erwachsene ist sie bestrebt, in Deutschland beruflich erfolgreich zu sein und bemüht um Freundschaften mit deutschen Frauen. Die Heirat mit einem türkischen Mann, den sie in der Türkei kennengelernt hat, zeigt ihre Unklarheit bezüglich der Zugehörigkeitswünsche zu beiden Kulturen.

	Klientin	Partner
Herkunftskultur	Türkei	Türkei
Ausbildung	Angestellte	Fabrikarbeiter
Begegnungsland	Türkei	
Lebensmittelpunkt	Deutschland	

3.9.2 Kurze Fallbeschreibung

BEISPIEL

Die Klientin, Frau D., wurde als drittes Kind ihrer türkischen Eltern, die mit zwei älteren Geschwistern in den 1970er Jahren ausgewandert waren, in Deutschland geboren. Es folgte eine Schwester. Die ersten Jahre hatte sie gut in Erinnerung, die Mutter war zuhause und es bestand ein sehr guter Kontakt zur deutschen Nachbarschaft. Die dominante Mutter, zwangsverheiratet mit dem zurückgezogenen Vater, führte eine sehr spannungsgeladene Ehe mit hysterischen und aggressiven Ausbrüchen, sie war häufig unzufrieden und fordernd, bevorzugte und verwöhnte ihren einzigen Sohn gegenüber den Töchtern. Während den älteren Geschwistern von den Eltern nichts zugetraut wurde, musste die aufgeweckte Klientin schon im Grundschulalter als Dolmetscherin bei Behörden, Arbeitgebern und Ärzten fungieren und den Schriftverkehr mit Ämtern regeln. Als sie neun Jahre alt war, zogen sie in einen anderen Ort in ländlicher Umgebung, was sie, auch Mutter und Geschwister, als erneute „Entwurzelung“ erlebten. Sie verloren ihre Freunde und Nachbarn, verstanden den örtlichen Dialekt zunächst nicht und die Klientin erlebte in der Schule erstmals fremdenfeindliche Ausgrenzung als Türkin. Obwohl sie bis dahin eine gute Schülerin war, verlor sie das Interesse am Lernen und beendete zunächst nur die Hauptschule. Sie absolvierte eine Ausbildung zur Arzthelferin und machte später über den zweiten Bildungsweg das Abitur nach. Es folgte eine Ausbildung zur Wirtschaftsfachwirtin.

Den Auszug von zuhause in eine eigene Wohnung in der nächstgelegenen Großstadt erlebte Frau D. als Befreiung von den familiären Konflikten. Sie traf in der Stadt auch auf ein toleranteres Umfeld und fand Kontakt zu türkischen Gruppen. Sie heiratete schließlich einen türkischen Mann, den sie bei Urlauben in der Türkei kennengelernt hatte. Sie konfrontierte ihn damit, dass ihre Beziehung nur eine Zukunft habe, wenn er nach Deutschland käme. Die Ehe war bald belastet von den Schwierigkeiten des Mannes, in Deutschland Fuß zu fassen. Die Klientin war „genervt“, weil er zu sehr an ihr „klebte“, sie alles für ihn regeln musste, da er kaum Deutsch sprach. Sein Versuch, die finanzielle Situation durch Glücksspiel zu verbessern, führte zu hohen, von ihm verursachten Schulden, die fast eine Trennung zur Folge hatten.

Später fand er Arbeit in einer Fabrik und arbeitete mehrere Schichten, um die Schulden tilgen zu können. Sie war zuhause mit dem Sohn und suchte eine Teilzeitarbeit, da ihr die berufliche Bestätigung sehr fehlte. Die Ehe gestaltete sich schwierig, die Schulden sowie eine kurze Affäre des Mannes belasteten die Beziehung.

Der Anlass für die Psychotherapie waren die bestehenden Beziehungsprobleme, wiederkehrende depressive Verstimmungen und emotionale Labilität. Zu diesem Zeitpunkt lag der Vater im Sterben, dem sie sich emotional näher fühlte als der Mutter. Neben der Trauer zeigten sich auch Schuldgefühle, nicht genug für ihn getan zu haben.

3.9.3 Zentraler Konflikt: Im Spannungsfeld kultureller Zugehörigkeiten

Die Klientin wuchs in einer konfliktgeladenen, spannungsreichen türkischen Familie auf, in der sie früh eine verantwortungsvolle, tendenziell überfordernde Rolle zugewiesen bekam als diejenige, die den offiziellen und bürokratischen Kontakt mit der Aufnahmegesellschaft zu regeln hatte. Nach einigen Jahren guter nachbarschaftlicher Beziehungen wurde sie durch den Umzug in eine ländliche Gegend mit ausgrenzenden und fremdenfeindlichen Erfahrungen konfrontiert, sodass die familiären und im sozialen Umfeld erlebten Belastungen die junge Klientin demotivierten und ihren bis dahin erfolgreichen Bildungsweg blockierten.

Als junge Erwachsene gelang es ihr, an ihre frühere Motivation und Leistungsfähigkeit anzuknüpfen und sie erarbeitete sich durch Weiterbildung eine gute berufliche Position in der deutschen Gesellschaft. Auch ihr sehr gewähltes, aber unpersönliches, extrem formelles Deutsch, mit dem Frau D. in der Therapie ihre Probleme beschrieb, offenbarte ihr Bemühen, als gebildet, erfolgreich und qualifiziert zu imponieren.

Die Entscheidung für einen Partner aus der Türkei legte ihre inneren Widersprüche und Verwirrung im Selbstverständnis offen, beziehungsweise auch die Schwierigkeit, Sicherheit und Zugehörigkeit zu finden.

Die Klientin kam mit hohen Erwartungen in die Therapie und erhoffte sich von mir, der deutschen Fachfrau, der sie von Anfang an große Kompetenzen zuschrieb, Unterstützung in ihrer belasteten, durch Überforderungsgefühle bestimmten Lebenssituation, in der ihr Orientierung und Klarheit fehlten. Es war eine tiefe Unruhe, Anspannung und Unsicherheit in ihr spürbar. So als könnte sie all die verschiedenen Erfahrungen und Bezüge in ihrem Leben zwischen deutschem Alltag und Beziehungen mit deutschen Freundinnen und dem konflikthaften Beziehungsleben mit ihrem türkischen Mann und die durch ambivalente Empfindungen geprägte Beziehung zu ihrer Familie nur mühsam ordnen und sich auch nur schwer darin zurechtfinden.

In der Beziehung zu mir als Therapeutin und Vertreterin der Aufnahmegesellschaft schien sie unter Druck zu stehen, einen guten Eindruck zu machen, zu zeigen, über welche Fähigkeiten sie verfügte, und wie gut sie mit allen Anforderungen in der deutschen Gesellschaft zurechtkam. Frau D. erhoffte sich Anerkennung und Bestätigung für ihre Leistungen und Anstrengungen und Hilfe in der belasteten Partnerbeziehung. Ihr ausgesprochen normierter, um Korrektheit bemühter sprachlicher Ausdruck erwies sich als sehr unpersönlich, fern von ihrem inneren Empfinden und Fühlen, was auch im Kontext der frühen kindlichen Anforderungen zur Alltagsbewältigung und daraus folgend einem starken Anpassungsdruck gesehen werden sollte.

Von großer Bedeutung war bei dieser unter hohem Erfolgsdruck und psychischem Stress stehenden Klientin erst einmal, durch eine wertschätzend-akzeptierende Haltung auf einen Spannungsabbau und Reduzierung des Leistungsdrucks hinzuwirken, um Raum zu schaffen für das Zulassen ihrer dahinterliegenden Versagensängste und Selbstwertzweifel. Es brauchte Zeit und Geduld, die Klientin immer wieder von ihrem allgemein hohen Aktivierungsniveau in einen entspannteren psychophysischen Befindlichkeitszustand zu bringen, als Voraussetzung dafür, mit sich selbst, ihren Gefühlen und inneren Empfindungen in Kontakt zu kommen.

Die kindliche Lebenssituation war etwa ab dem Grundschulalter durch hohe Anforderungen sowie ausgeprägte innerfamiliäre Spannungen, auch Folge der Zuwanderungssituation der Familie bestimmt. Die aufgrund von Zwangsheirat schwierige Ehebeziehung der Eltern, die kulturell bedingte Benachteiligung der Töchter gegenüber dem einzigen Sohn von Seiten der Mutter, wenig elterliche Unterstützung, weil beide Eltern im Wechsel arbeiteten, all das waren einige der Faktoren, die eine stabile Persönlichkeitsentwicklung der Klientin beeinträchtigten. Hinzu kamen durch den Umzug im Alter von neun Jahren eine erneute Entwurzelungserfahrung und das Erleben fremdenfeindlicher Ausgrenzung und Abwertung. Aufgrund der interkulturellen Lebenssituation zeigte sich eine von außergewöhnlichen Belastungen und Spannungen geprägte Kindheit, die sich deutlich in dem Zusammenbruch der Lern- und Leistungsmotivation der intelligenten jungen Klientin niederschlug. Diese kann auch als aus Enttäuschung entstandene Verweigerung verstanden werden, nachdem ihr trotz der gezeigten Anstrengung und vorhandener Fähigkeiten keine ausreichende Anerkennung in Schule und sozialem Umfeld zuteil wurde. Erst als junge Erwachsene gelang es ihr wieder, an ihren Wunsch nach Weiterentwicklung anzuknüpfen.

Die Klientin, die sich auf dem zweiten Bildungsweg zum Abitur durchgearbeitet hatte, legte viel Energie und Zielstrebigkeit an den Tag, eine beruflich und gesellschaftlich anerkannte Position zu erreichen. Innerlich zehrten jedoch widersprüchliche Tendenzen, Selbstzweifel und Unsicherheiten an ihr. So strebte sie nach Anerkennung in der deutschen Gesellschaft, hatte aber auch aufgrund vieler Verletzungen Angst vor neuerlicher Enttäuschung und Zweifel, ob sie Aufnahme und Zugehörigkeit erlangen konnte. Die Entscheidung, einen in der Türkei aufgewachsenen Mann zu heiraten, mag neben anderen bedeutenden Gründen als enttäuschte oder Verweigerung und Protest enthaltende Abkehr von der Einwanderungsgesellschaft zu verstehen sein. Ihre sprachlich so bemühte Ausdrucksweise verwies auch darauf, dass sie unter Druck stand, sich beweisen zu müssen, aber durch Selbstzweifel verunsichert war.

Das Verstehen der Probleme und Konflikte der Klientin in einem interkulturellen Kontext ermöglichte, aufzuzeigen, wie früh sie bereits Fähigkeiten und

Fertigkeiten erworben hatte, um das Leben im Einwanderungsland zu bewältigen, beziehungsweise die Eltern dabei wesentlich unterstützt zu haben. Dies ermöglichte, Selbstzweifel und Versagensgefühle zu hinterfragen und zu reduzieren, indem deren Verursachung durch Ausgrenzungsmechanismen verstanden wurde. Zudem musste Verständnis für typische Konflikte und Themen des interkulturellen Lebens, wie Loyalitätskonflikte oder Suche nach Zugehörigkeit, geschaffen werden, um verwirrende Gefühle, Unsicherheiten und Selbstzweifel verstehen und akzeptieren zu lernen und über integrative, das Selbstbild erweiternde Prozesse mehr innere Stabilität entwickeln zu können.

Frau D. suchte nach einem Weg über einen guten Bildungsabschluss sowie eine gute berufliche Ausbildung zu Autonomie und Anerkennung zu gelangen. Als sie Mutter wurde, fiel es ihr schwer, mit dem Kleinkind nur zuhause zu bleiben. Sie wollte berufstätig und unabhängig sein, die häusliche Abgeschiedenheit mit Kind lösten in ihr Unruhe aus, aufgrund einer Angst vor Ausgrenzung und mangelnder Zugehörigkeit. Sie wollte die ihr sich in der Gesellschaft bietenden Möglichkeiten der Teilhabe intensiv nutzen, nachdem sie die in Kindheit und Jugend erlebte demotivierende Enttäuschung überwunden hatte.

In diesem Anstreben einer guten beruflichen Position war der Wunsch nach Anerkennung und Akzeptanz durch die deutsche Gesellschaft zu erkennen. Allerdings zeigte sich auch Widersprüchlichkeit und Unklarheit in ihr, da sie einen nicht in Deutschland aufgewachsenen Türken heiratete und sich damit in einer Art Rückwärtswendung, die eigene familiäre Situation wiederholend, erneut in typische Einwanderungskonflikte verstrickte. Frau D. musste die alte belastende Rolle der Dolmetscherin und Vermittlerin übernehmen und die Schwierigkeiten des Partners, in die Einwanderungsgesellschaft hineinzufinden, mittragen, was sie als „nervend" beschrieb.

Hierin zeigte sich, dass die Problematik des Strebens nach Zugehörigkeit einerseits und nach Loyalität zur eigenen Herkunft andererseits ein Spannungsfeld zwischen den beiden Kulturen hervorruft und eine Suche nach Lösungen oder nach Konstellationen in Gang setzt, in denen eine Balance oder Ausgleich zwischen den beiden Seiten angestrebt wird, was häufig aber mit erneuten Konflikten verbunden ist. Sich dieser Konflikte bewusst zu werden und sich ihnen bewusst zu stellen, löst sie nicht auf, ermöglicht aber einen konstruktiveren Umgang damit, zum Beispiel in diesem Fall, den Partner nicht für die entstandenen Schwierigkeiten zu beschuldigen, sondern, gemeinsam Verantwortung dafür zu übernehmen und nach Wegen zur Überwindung der Probleme zu suchen. Bei der Klientin entwickelte sich mit dem wachsenden Verständnis für die eigenen erlebten Belastungen der interkulturellen Lebenssituation auch das Verständnis für die Probleme ihres Mannes, sodass sie ihm mehr Unterstützung geben konnte und sich in der ehelichen Beziehung mehr Ruhe und Stabilität zu entwickeln begann. Dies war auch zu verstehen als ein Schritt hin zu Konfliktbewältigung und Spannungsabbau innerhalb der vielen interkulturellen Lebensherausforderungen.

3.9.4 Überblick: Bedeutsame Aspekte der Fallbeschreibung

ZUSAMMENFASSUNG

- In der therapeutischen Beziehung war bereits der Druck spürbar, unter dem die Klientin stand, zu zeigen, über welche Fähigkeiten sie verfügte, um in der deutschen Gesellschaft erfolgreich zu sein und sich zugehörig zu fühlen. Von Seiten der Therapeutin war es wichtig, auf Abbau von Spannung und Leistungsdruck hinzuwirken, indem die Klientin in ihren bereits in der Kindheit entwickelten besonderen interkulturellen Kompetenzen bestätigt wurde.
- Die Entscheidung, einen türkischen Mann zu heiraten, um die Verbindung zum Herkunftsland zu stärken, einerseits, und ihr Bemühen um Erfolg, Freundschaften und damit Zugehörigkeit zur deutschen Gesellschaft andererseits, wurden reflektiert und das damit einhergehende Spannungsfeld, in dem sie sich befand, wurde ihr bewusst zugänglich.
- Der bewusste Umgang mit diesem Dilemma führte bei der Klientin zu mehr Verständnis für ihre damit verbundenen eigenen Belastungen, aber auch zu einfühlendem Verstehen der Schwierigkeiten ihres Mannes, dem sie damit mehr Unterstützung geben konnte. Es entwickelte sich mehr Harmonie in der Ehe und gemeinsame Anstrengungen um angemessene Problemlösung.

3.9.5 Parallelen in zwei weiteren Fallbeispielen

Klientin, 31 J., Herkunftsland: Deutschland
Verheiratet, 2 Kinder

BEISPIEL

Die Klientin, Frau O., beschrieb eine Symptomatik aus ängstlicher und depressiver Verstimmung sowie Selbstunsicherheit und Labilität. Ihre Mutter war nach längerer Krankheit verstorben als sie sieben Jahre alt war. Sie wurde von ihr, wie auch vom italienischen Vater, sehr betrauert und in der Erinnerung idealisiert. Der Vater, der einen eigenen Handwerksbetrieb hatte, heiratete wieder, wobei die Tochter spürte, dass diese Frau

nie den Platz der Mutter würde einnehmen können. Die Familie erweiterte sich um zwei weitere Töchter, aber die Klientin behielt in der Beziehung zum Vater eine besondere Stellung.
Die Ferien verbrachte Frau O. fast immer bei den Großeltern in Italien, später auch gemeinsam mit den kleineren Geschwistern, sie fühlte sich dort sehr wohl.
Die Beziehung zwischen ihr und der Stiefmutter war wenig herzlich und ambivalent. Die Stiefmutter empfand das Kind als etwas Trennendes in der Beziehung zu ihrem Mann, zum einen, weil die Stieftochter ihm emotional am nächsten stand, zum anderen, weil die Stieftochter auch sehr durch die italienische Herkunftsfamilie des Ehemannes geprägt wurde, zu der sie selbst keine intensive Beziehung herstellte. Die Klientin wurde, weil deutlich älter als die Geschwister, sehr für deren Betreuung in Anspruch genommen und nahm für die jüngste Schwester eine fast mütterliche Rolle ein, auch weil sie emotional weniger distanziert als die Mutter war. Als sie älter wurde, wurde sie vom Vater oft beratend und als Gesprächspartnerin in Anspruch genommen.
Mit dieser kurzen Fallvignette möchte ich vor allem aufzeigen, wie schwierig sich diese interkulturelle familiäre Konstellation darstellte und die psychische Entwicklung belastete. Die Verschränkung von kulturellen Differenzen mit konflikthaften innerfamiliären Beziehungen und die daraus entstehenden Spannungen enthielten für die kindliche und heranwachsende Klientin verwirrende und widersprüchliche Botschaften und Erwartungen, die zu ihrer psychischen Labilität beitrugen. Eine ausgeglichene Verbindung mit beiden kulturellen Anteilen und Zugehörigkeiten fehlte als Basis für die Entwicklung.

Klient: 42 J., Herkunftsland: Deutschland
Klientin: 40 J., Herkunftsland: England, seit 17 Jahren in Deutschland verheiratet, 3 Kinder

BEISPIEL

Um noch einen Aspekt dieses Spannungsfeldes zu ergänzen, erinnere ich ein Ehepaar mit unterschiedlicher kultureller Herkunft. Der Mann, Herr N., war bei mir in Einzelpsychotherapie wegen ausgeprägter Beziehungsprobleme. Seine Frau wollte keine Paartherapie machen, war jedoch interessiert, an einigen Sitzungen teilzunehmen. Die Gespräche gestalteten sich sehr konflikthaft, es schien, dass die Ehefrau auf Differenzen und Unstimmigkeiten bestehen wollte und ich spürte, dass sie sich dem Anliegen der Paargespräche „widersetzte“, eine Annäherung oder zumindest gegenseitige Verständigung zu fördern. Nach drei Sitzungen lehnte Frau N. eine Fortsetzung gemeinsamer Gespräche ab. Natürlich muss berücksichtigt werden, dass es für die Partnerin schwierig war, in eine bestehende therapeutische Situation als Dritte dazu zukommen, wodurch ein Gefühl der Ausgrenzung entstehen kann. Die Gesprächssituation, in der sie mit zwei Personen aus der deutschen Kultur konfrontiert war, hat das von mir beobachtete Verhalten sicher noch verstärkt. Dennoch lässt sich ein Aspekt in der interkulturellen Beziehungsdynamik aufzeigen. Aus Angst vor monokultureller Vereinnahmung, aus Sorge, das Eigene zu verlieren und die Verbindung zur Herkunftsfamilie und Herkunftsland zu schwächen, wird an Konflikten eher festgehalten und zu viel Übereinstimmung vermieden.

4. Grundhinweise für Interkulturelle Psychotherapie

Wenn ich mich frage, warum ich mich für den Beruf der Psychotherapeutin interessiert und entschieden habe, so denke ich, hat mich früh beschäftigt, warum Menschen so verschieden sind und ein und dieselbe Situation sehr unterschiedlich erleben und so unterschiedlich darauf reagieren können. Ich war daran interessiert, die Eigenart und Andersartigkeit von Menschen zu verstehen, was auch immer damit einhergeht, daran, sich selbst ein Stück weit besser begreifen zu lernen.

In der Begegnung mit Klient:innen mit interkulturellem Lebenslauf ist dieses Thema der Andersartigkeit zu einer noch größeren Herausforderung geworden, und das Erlernen eines sensiblen, respektvollen und um Verständnis bemühten Umgangs mit Fremdheit wurde, auch durch mein Leben in einer interkulturellen Partnerschaft und Familie, zu einem zentralen Inhalt meines beruflichen und privaten Lebens. Für mich war beeindruckend zu erleben, welche Vielfalt von Aspekten des interkulturellen Lebens der Klient:innen sich in den dargestellten Fällen finden lässt: Angefangen bei den Gründen für die Auswanderung, vorausgegangene und sich im Einwanderungsland entwickelte Konflikte und Belastungen einerseits und Lösungs- und Bewältigungsversuche sowie die Entfaltung neuer, aus der interkulturellen Lebenssituation heraus entstehende Kompetenzen auf der anderen Seite, und vieles mehr.

Ich möchte nochmals klarstellen, dass es nicht Ziel war, in den Falldarstellungen vollständige Therapieverläufe zu dokumentieren, sondern unter dem interkulturellen Blickwinkel wichtige Themen aufzuzeigen.

Im folgenden abschließenden Kapitel möchte ich für das interkulturelle therapeutische Verständnis relevante, übergreifende Themen und Aspekte der interkulturellen Lebenssituation und der interkulturellen Therapie, die mir über die Fallbeispiele deutlich geworden sind, herausstellen und beschreiben.

Zudem versuche ich, auszuführen, wie diese zentralen Aspekte im therapeutischen Vorgehen berücksichtigt beziehungsweise umgesetzt werden können.

4.1 Krankheitskonzepte beachten

Bei den ersten jungen italienischen Klienten kam es zu einem frühen Abbruch der Behandlung, wobei neben dem oben erwähnten Loyalitätskonflikt auch das in der Elterngeneration noch verhaftete medizinisch orientierte Krankheitskonzept eine Rolle spielte. Die Eltern hatten erwartet, einen Rat oder eine umschriebene Form der Behandlung für ihre Kinder zu erhalten, die deren Probleme ohne weitere Auswirkungen für ihr familiäres Gefüge lösen sollte. Sie waren von dem längerfristig angelegten therapeutischen Setting und der damit verbundenen Form der Beziehung zur Therapeutin irritiert. Aufgrund der Verunsicherung bezüglich der dadurch womöglich entstehenden und befürchteten Konsequenzen und Veränderungen, zogen die Klient:innen es vor, die Therapie abzubrechen.

Die späteren Klient:innen hatten bereits ein erweitertes Krankheitsverständnis und Kenntnisse über psychische und psychosomatische Störungen. Zum Teil waren die Klient:innen mit ihren Beschwerden, die sich auch psychosomatisch zeigten, zunächst bei ihrem Hausarzt vorstellig, der sie entweder zum Psychiater oder, nachdem dies gesetzlich möglich war, direkt zum Psychotherapeuten überwies. Einige waren in der akuten Krise mit antidepressiven und angstlösenden Psychopharmaka behandelt worden. Parallel dazu wurde ihnen zu einer psychotherapeutischen Behandlung geraten, wobei sie bereits erste Informationen über die Psychogenese ihrer Probleme und die Wirkungsweise der vorgeschlagenen Behandlung erhielten und Zugang zu einem erweiterten, ganzheitlicheren Verständnis von Krankheit gefunden hatten.

Die Klient:innen, die sich schließlich für eine Psychotherapie entschieden, waren offen für diese Art der Behandlung, wobei der meist hohe Leidensdruck half, Ängste und Hemmungen zu überwinden.

So hatte ich es mit Klient:innen zu tun, die sich auf das psychotherapeutische Beziehungsangebot gut einlassen konnten. Ich hatte den Eindruck, dass die meist erstmalige Möglichkeit, ausführlich über die seit Jahren vorhandenen Probleme und Konflikte sprechen und reflektieren zu können, sehr bereitwillig aufgenommen und schnell als eine große Entlastung und Hilfe empfunden wurde. Die Klienten erlebten die therapeutische Vorgehensweise somit als einen heilsamen Weg, mit ihren Schwierigkeiten und Störungen umzugehen, was womöglich dazu beitrug, dass noch mitgebrachte überwiegend medizinisch-somatische Behandlungsvorstellungen korrigiert beziehungsweise erweitert wurden. Die Entstehung einer vertrauensvollen Beziehung zu einer Angehörigen der Einwanderungsgesellschaft war für die meisten zudem eine neue Erfahrung, die Gefühle der Abkapselung, auch der Unterlegenheit oder Minderwertigkeit gegenüber der Einwanderungsgesellschaft veränderte.

Aufgrund dieser positiven Gegebenheiten in der Beziehung zu den Klient:innen war ich kaum mit Verständnisproblemen oder Hindernissen in Verbindung mit kulturell bedingten Unterschieden der Krankheitskonzepte konfrontiert, die in anderen therapeutischen Kontexten auftreten und beschrieben werden.

Wenn diese in meinen Fällen auch nicht besonders als Thema hervortraten, ist es natürlich grundsätzlich wichtig, als Therapeut:in in Bezug auf bei Klienten vorhandene Krankheitskonzepte aufmerksam zu bleiben. Vorstellungen über Genese und Bedeutung von Krankheiten können den Therapieprozess gravierend beeinflussen. So kann auch der Veränderungs- oder Heilungsprozess dadurch beeinträchtigt sein, wenn aufgrund von Schuldgefühlen eine körperliche beziehungsweise psychosomatische Symptomatik quasi eine bestrafende Funktion übernimmt und damit innerpsychisch einen Ausgleich herstellt (z. B. Schuldgefühle bei Auswanderung gegenüber den zurückgebliebenen Eltern). Dies muss verstanden und bearbeitet werden, um einen möglicherweise deswegen stagnierenden Veränderungsprozess wieder voranbringen zu können.

4.2 Sich als Therapeut:in der Fremde aussetzen

Ich möchte nochmals betonen, dass es nicht ausreicht, sich durch den Erwerb interkultureller Kompetenzen sozusagen fit zu machen für die Behandlung von Klient:innen mit interkulturellem Lebenslauf. Wichtig ist, die Bereitschaft bei sich zu fördern, sich auf Unbekanntes, fremd Erscheinendes einzulassen und damit das Erleben von Verunsicherung, Unverständnis, unzureichendem Wissen oder auch Hilflosigkeit, weil ich unter Umständen erfahre, dass meine Konzepte und Methoden in dieser therapeutischen Beziehung nicht oder eingeschränkt weiterführen, zuzulassen und auszuhalten. Mit diesen Klient:innen zu arbeiten, verlangt die Offenheit, sich Unvertrautem auszusetzen, und sich somit einer wesentlichen Erfahrung des Klienten, dessen Alltag von Fremdheitserleben durchzogen ist, anzunähern und diese somit nachvollziehen zu können.

Während in monokulturellen Therapien Therapeut:in und Klient:in immer auf einem gemeinsamen kulturellen Boden stehen, was bedeutet, auf übereinstimmende Konzepte, Bilder, Modelle und Begriffe zurückgreifen zu können und darüber verbunden zu sein, ist dieser gemeinsame Hintergrund in interkulturellen Begegnungen nicht vorhanden. Es muss immer wieder eine Vergewisserung und Überprüfung des Verständnisses von Mitteilungen und Botschaften stattfinden und Diversität zugestanden und zugelassen werden, beziehungsweise Wege gefunden werden, Verstehenshindernisse zu verringern oder zu überwinden.

Sich Wissen über die fremde Kultur anzueignen, ist sicher in gewisser Weise nützlich für mehr Annäherung und Verständnis, jedoch für eine konstruktive therapeutische Beziehung nicht zwingend notwendig. Es wird der Förderung einer symmetrischen therapeutischen Beziehung guttun, wenn ich den Anspruch der allseits kompetenten und wissenden Fachfrau aufgeben kann und die Bereitschaft der Klienten nutze, mir notwendige und wichtige Informationen über ihre Kultur mitzuteilen.

Eine wichtige Voraussetzung für einen interkulturellen Psychotherapieansatz scheint mir zu sein, dass ein In-Beziehung-Sein möglich ist, ohne dass Konzepte und Methoden den offenen, unvoreingenommenen Zugang zum Anderen und Fremden verstellen und es dadurch möglich wird, sich dem Fremden und Unbekannten auszusetzen.

Für mich erwies sich der klientenzentrierte Ansatz von Carl Rogers sowie der focusingtherapeutische Ansatz von Eugene T. Gendlin als ein besonders geeigneter Weg, sich in einem offenen Prozess durch vorbehaltloses „Mit-Sein" (Wiltschko 2021, 7–12) dem Fremden auszusetzen und damit beim Klienten einen Prozess erweiterten und verändernden Selbstverstehens zu unterstützen.

Ich möchte nochmals darlegen, dass es, wie Eugene T. Gendlin betont, von entscheidender Bedeutung ist, wie ich mit etwas beziehungsweise jemandem in Beziehung trete. Die Art und Weise der Beziehungsaufnahme und -gestaltung bestimmt mit was geschehen kann. J. Wiltschko beschreibt, in Ausführung von Gendlins Ansatz, „die produktivste dieser Beziehungsformen ist Mit-Sein" (Wiltschko 2021, 10), was ein absichtsloses beim Anderen sein bedeutet, ein unmittelbares Hin-Spüren, Wahrnehmen des Gegenübers, ohne Konzepte dazwischen zu lassen. Das Besondere, das im focusingtherapeutischen Ansatz herausgestellt wird, ist, „dass im Mit-Sein Wandel geschieht, dass sich im Mit-Sein die Schritte einstellen, die Festgefahrenes und daher meist Leidvolles weiterfließen lassen in eine wohltuende, lebensvolle Richtung" (Wiltschko 2021, 11). Natürlich ist es nicht unbedingt leicht, diese Haltung zu verwirklichen und es ist meist ein längerer Weg dorthin, damit diese Form des In-Beziehung-Seins möglich wird und zugelassen werden kann.

Mir hat das Erlernen dieser focusingtherapeutischen Haltung in der interkulturellen Arbeit mit Klient:innen und dabei insbesondere im Umgang mit Fremdheitserleben geholfen. Von den Klienten geschilderte, mir fremde Empfindungen oder Verhaltensweisen musste ich mithilfe dieser Grundhaltung nicht unbedingt verstehen, die Klienten mussten von mir nicht befragt und zu Erklärungen aufgefordert werden. Auch unverstanden konnte ich ihnen im therapeutischen Beziehungsraum mit Akzeptanz und Respekt begegnen und sie da sein lassen und wahrnehmend aufnehmen. Dies ermöglichte den Klienten das

Erleben von Wertschätzung, frei von Bewertungs- und Ausgrenzungsgefühlen oder Erklärungsdruck, sodass sie langfristig mit sich selbst in eine offenere und selbstexplorierende Beziehung finden konnten, die Veränderungsprozesse in Gang setzte. Dieses Erleben des vorbehaltlosen Auf- und Angenommenseins, die Erfahrung, dass das Anderssein in der therapeutischen Beziehung gleichberechtigt Raum erhält, was in der Einwanderungsgesellschaft eher selten erlebt wird, hatte eine entlastend-befreiende Wirkung, die weitere heilsame und emanzipatorische Prozesse in Gang setzen konnte.

Unabhängig von der psychotherapeutischen Grundausrichtung der interkulturell arbeitenden Psychotherapeuten möchte ich nochmals betonen, dass das Bemühen, den Klienten ein Gefühl des unvoreingenommenen Aufgenommenseins zu vermitteln, eine wesentliche Voraussetzung für eine konstruktive therapeutische Beziehung darstellt.

4.3 Ausgrenzungserfahrungen anerkennen und reflektieren

Gerade Ausgrenzungserfahrungen sind gewichtige Belastungsfaktoren in der Genese von psychischen Störungen bei eingewanderten Klient:innen. Sie können zur Entstehung von depressiven und Angststörungen sowie psychosomatischen Erkrankungen beitragen oder bei Kindern zu Beeinträchtigungen der psychophysischen Entwicklung führen.

Zur Veranschaulichung möchte ich wichtige Erlebensaspekte zusammenstellen.

Erwachsene:

- Diskriminierende Erfahrungen und Abwertungen verstärken vorhandene Selbstzweifel und Minderwertigkeitsgefühle und begünstigen die einsetzende vorwiegend depressive Entwicklung.
- Fremdenfeindliche Ausgrenzung durch Kolleg:innen entzieht den Boden für die bis dahin angenommene Zugehörigkeit aufgrund deutscher Abstammung. Es können Angststörungen und depressive Entwicklungen entstehen aufgrund großer Verunsicherung, Enttäuschung und Verlust des idealisierten Bildes des Einwanderungslandes.
- Dauerhaft erlebte Ausgrenzung wirkt sehr häufig als chronisch erhöhte Stressbelastung. Diese kann neben einer Einschränkung des Wohlbefindens auch schwerwiegende Krankheitsentwicklungen mitbedingen.

Kinder:

- Der Ausschluss eines Kindes von sozialer Teilhabe durch monokulturelle Abkapselung der Familie führt zu Einsamkeitserleben und bleibender Distanz und Misstrauen zum Einwanderungsland.
- Erlebte Abwertung und Ausgrenzung aufgrund andersartiger äußerer Merkmale wie Kleidung, Frisur, Aussprache können Scham und Minderwertigkeitserleben verursachen und in der Folge starke Anpassungsbemühungen bis hin zu Überangepasstheit und können damit die Autonomieentwicklung beeinträchtigen und das Selbstwertempfinden stören.
- Ausgrenzungserlebnisse verursachen Scham, Minderwertigkeitserleben, soziale Ängste und Hemmungen, die mit ausgeprägten körperlichen Missempfindungen einhergehen können, wie z. B. Übergewicht wie bei der jungen Rumänin.
- Diskriminierungserfahrungen können zu einem massiven Einbruch der Lernmotivation und Leistungsbereitschaft führen, Ausdruck einer kindlichen depressiven Entwicklung und/oder Lernverweigerung.
- Diese wiederholten leidvollen, schmerzhaften Erfahrungen können zur Beeinträchtigung der seelischen Gesundheit führen, können Krankheiten mitbedingen und behandlungsbedürftig werden.

Zusammenfassend möchte ich festhalten, dass die erlebten Ausgrenzungserfahrungen von der Therapeutin erkannt und als psychische Belastungsfaktoren sehr ernst genommen werden sollten. Dies muss den Klienten entsprechend vermittelt werden, zum einen durch mitfühlendes Verstehen, Wahrnehmen und Bestätigen der erlebten Gefühle von Kränkung, Scham und Minderwertigkeit, zum anderen durch Aufzeigen, was diese Erlebnisse verursacht haben beziehungsweise wie sie im Zusammenhang stehen mit der psychischen Problematik. In der therapeutischen Arbeit muss dem nachgegangen werden, inwieweit diese beeinträchtigenden Selbstempfindungen nach wie vor vorhanden oder überwunden sind.

Zur Veränderung der defizitären Selbstwahrnehmung ist es zudem notwendig, die Ausgrenzungs- und Abwertungsprozesse im gesellschaftlichen Kontext sehen zu lernen, zu verstehen, dass Minderheiten und Fremde diesen Vorgängen ausgesetzt sind, um sie nicht als individuellen Mangel zu begreifen und eine Entwicklung hin zu wachsendem Selbstbewusstsein und Autonomie in Gang zu setzen.

4.4 Andersartigkeit empathisch erfassen

Andersartigkeit und in besonderem Maße sichtbare Andersartigkeit führt häufig zu Ausgrenzungserfahrungen. Sie ist aber natürlich auch eine elementare körperliche Erfahrung der Eingewanderten mit einem anderen Klima und anderer Landschaft, anderem Essen und Gerüchen sowie ungewohnter Mimik, Gestik und sozialen Umgangsformen leben zu müssen beziehungsweise die eigene körperliche Seinsweise und eigene Gewohnheiten auch in der Fremde zu leben.

Eine türkische Klientin schenkte mir immer wieder mit Stolz sehr schmackhafte Paprika aus ihrem Garten, eine Sorte, die sie aus der Türkei mitgebracht hatte und hier anbaute, um zu zeigen, welche kulinarischen Köstlichkeiten die türkische Kultur bereithält, und mir damit die Wahrnehmung von und einen Zugang zu ihrer sinnlichen Welt zu eröffnen. Gleichzeitig ermöglichte es mir eine Ahnung davon, auf was für sinnliche Erfahrungen sie in ihrer deutschen Lebenswelt verzichten muss. Die Beibehaltung eigener Essgewohnheiten stellt ein häufiges Merkmal eingewanderter Familien dar. Mit der Pflege und dem Festhalten daran kann die sinnliche Verbindung zur eigenen kulturellen Herkunft erhalten und ein vitaler Ausgleich zu fremden Erfahrungen hergestellt werden – gerade auch zu Beginn des Lebens im Einwanderungsland.

Das Feiern von religiösen Festen und das Praktizieren eigener kultureller Traditionen und Bräuche, wie zum Beispiel bei Hochzeitsfeiern, stellt ebenfalls einen bedeutenden Faktor dar, Zugehörigkeit zur Herkunftskultur zu erhalten und ein Gleichgewicht zu den Fremdheits- und Ausgrenzungserfahrungen herzustellen. Auch das Tragen eines Kopftuchs oder anderer religiös bedeutsamer Attribute kann diese Funktion erfüllen.

Oft wird Anschluss an Religionsgemeinschaften gesucht, die interkulturell zusammengesetzt sind, wie beispielsweise die Zeugen Jehovas, um sich als zugehörig zu erleben.

Das Tragen von im Herkunftsland typischer Mode, das Pflegen von vertrauten Rollenbildern, eine häufig bewusst gelebte andersartige Körpersprache, Mimik und Gestik von Eingewanderten, das Spiel mit Musik, Tanz und kreativen Ausdrucksformen – all dies sind Beispiele dafür, dass Stolz auf die eigene kulturelle Identität mitschwingt und damit der Wunsch, sich zu unterscheiden. Das Zeigen der eigenen Andersartigkeit kann damit auch Ausdruck werden von Freiheit, Selbstbestimmtheit und gewonnener Autonomie und trägt zur Diversität einer Gesellschaft bei.

Auf der anderen Seite ist die Unterdrückung der Andersartigkeit und eine übermäßige Anpassung an die kulturellen Standards der Aufnahmegesellschaft eine mögliche Quelle von Selbstwertverlust, depressiven Entwicklungen und psychosomatischen Störungen.

Therapeuten bieten sich viele Möglichkeiten, sich für die Andersartigkeit der Klienten zu interessieren, sich zum Beispiel nach Essgewohnheiten, besonderen Gerichten, nach Bräuchen und Festen zu erkundigen und darüber berichten zu lassen. Eine besondere Art sich zu kleiden oder sich selbst darzustellen kann mit Neugier bemerkt werden, um darüber ins Gespräch zu kommen.

Den Klienten wertschätzend Rückmeldung zu geben über die an ihnen wahrgenommene Andersartigkeit erscheint mir sinnvoll und wichtig, um ihr explizit Raum zu geben in der therapeutischen Beziehung und sie nicht unbemerkt und unbenannt zu übergehen, vielmehr deren Ausdruck zu bestärken, denn damit wird auch die weitere Zugehörigkeit zur Herkunftskultur bestätigt.

4.5 Lebensprojekte gemeinsam untersuchen

Zweifellos stellen soziale, wirtschaftliche und politische Gegebenheiten in einem Land wichtige Faktoren für Auswanderungs- und Einwanderungsbewegungen dar, dennoch lässt sich bei Betrachtung der interkulturellen Lebensgeschichte der Klient:innen feststellen, dass immer ein starkes, die Auswanderung auslösendes individuelles Motiv aufzufinden ist. Auch wenn bestimmte äußere Umstände, wie das Verlieben in einen Menschen aus einem anderen Land, die Anregung eines Freundes, im Ausland gutes Geld verdienen zu können oder eine politisch bedrohliche Situation den Anstoß zum Verlassen des eigenen Landes geben können, stehen dahinter individuelle Befindlichkeiten, die einen tieferen Antrieb für die getroffene Entscheidung darstellen. So wie es auch in der interkulturellen Literatur überwiegend dargestellt wird, tragen Ausgewanderte ein in ihrer individuellen Lebensgeschichte wurzelndes Lebensprojekt in sich, dessen Verwirklichung sie im Einwanderungsland zu verfolgen versuchen.

Wie ich in den Fallbeschreibungen aufgezeigt habe, geht es um weibliche Selbstbestimmung und autonome Freiräume, um Selbstwertfindung und wirtschaftlichen sowie sozialen Erfolg.

Klient:innen, die als Kinder mit ihren Eltern nach Deutschland kamen, sind zwangsläufig eingebunden in die Lebensprojekte der Eltern, die ihre kindlichen Entwicklungsmöglichkeiten deutlich einschränken oder auch befördern können. Erst als Heranwachsende sind sie in der Lage, ihre eigenen Lebensprojekte in der Auseinandersetzung mit elterlichen Vorgaben und unter Nutzung der sich ihnen bietenden Chancen, aber auch durch Überwindung von Hindernissen im Einwanderungsland zu entwickeln und zu verwirklichen.

So bemühen sie sich oft bereits als Kinder durch gute schulische Leistungen und Sprachbeherrschung um Zugehörigkeit und Teilhabe an der deutschen Gesellschaft. Im Erwachsenenleben setzt sich dies im Anstreben von beruflichem Erfolg und gesellschaftlicher Anerkennung fort.

Darüber hinaus findet sich immer wieder bei Menschen mit interkulturellen Lebensläufen ein Schritt hin zum Engagement, anderen Hilfe zu geben, die man selbst in einer bestimmten Lebenssituation gebraucht hätte. Dies veranschaulicht auch das Beispiel eines türkischstämmigen Mannes (BR 2020), der als Kind in Pflege zu einer deutschen älteren Frau, der „Omi" gegeben wurde, bei der er sehr glücklich aufwuchs, bis er mit 6 Jahren zu den Eltern zurückkehrte und dann schwierige, konflikthafte Zeiten erleben musste. Sein konflikthafter Lebensweg als Emigrantenkind habe ihn in besonderer Weise sensibilisiert. Er bezeichnete sich als ein Mensch mit „kulturellen Zusatzqualifikationen". Er passe nicht auf einen Stuhl, niemand könne sagen, er gehöre 100 % dazu, aber alle Stühle gehören irgendwie zu ihm. Aus all dem sei in ihm das Bedürfnis erwachsen, sich zu engagieren, gegen Rassismus und für kulturelle Begegnung.

Durch diese Form des Engagements können konflikthafte, belastende Lebenserfahrungen konstruktiv verarbeitet und die daraus erwachsende Energie in zukunftsweisende Projekte investiert werden.

Steht die Umsetzung des Lebensprojekts in Frage oder droht gar ein Scheitern, wird dies häufig zum Auslöser für eine einschneidende psychische beziehungsweise psychosomatische Krise, die Anlass für eine psychotherapeutische Behandlung werden kann. Es stellt einen wichtigen Teil in der therapeutischen Arbeit dar, die mit dem Lebensprojekt verbundenen Wünsche, Erwartungen und Ziele bezüglich des Lebens im Einwanderungsland bewusst zu erfassen, zu klären und zu überprüfen. Um aus der Krise herauszufinden, ist es notwendig, zu verstehen, wodurch das Lebensprojekt behindert oder verunmöglicht wird und welche Veränderungen notwendig sind, um es weiterführen oder modifiziert umsetzen zu können. Dazu ist auch eine selbstkritische Überprüfung der eigenen Motive, Antriebe, Erwartungen und Ansprüche sowie des Verhaltens notwendig. So müssen zum Beispiel überhöhte Erwartungen und unrealistische Vorstellungen bezüglich des Einwanderungslandes, wie in einigen Fällen oben dargestellt, korrigiert werden oder auch in der Person selbst wirksame Haltungen und emotionale Befindlichkeiten als unter Umständen das Lebenskonzept behindernde Faktoren erkannt werden.

Unter den intrapsychisch wirksamen Faktoren sind vor allem auch auftretende Loyalitätskonflikte zu nennen, auf die im folgenden Kapitel eingegangen werden soll, da ihnen ein besonderer Stellenwert im Leben von Menschen mit interkulturellem Lebenslauf zukommt.

4.6 Loyalitätskonflikte als dynamische Wirkfaktoren erkennen

Gleich zu Anfang meiner Erfahrungen in der interkulturellen Arbeit mit Klient:innen zeigte sich, wie Fragen alter und neuer Loyalitäten das Leben dieser Menschen durchziehen und welche Bedeutung sie in der therapeutischen Beziehung erhalten können. Allerdings habe ich diesen Konflikt und seine Auswirkungen erst zu einem späteren Zeitpunkt wirklich erfasst und verstanden, andernfalls hätte ich womöglich Therapieabbrüchen entgegenwirken können.

So kann die Therapie Verunsicherungen oder Konflikte in der Beziehung zu Eltern, Partnern oder Familie auslösen, weil bisher tragende Vorstellungen und Erwartungen hinterfragt werden. Es stellt sich die Frage nach dem Recht auf Umsetzung eines eigenen Lebensentwurfs und damit verbunden auf die Abkehr von Werten und Traditionen der eigenen Herkunftskultur. Diese therapeutisch in Gang gesetzten Entwicklungen werden häufig begleitet von Schuldgefühlen und Zweifeln, die unbedingt erkannt und therapeutisch bearbeitet werden müssen. Auch die Wahl des Partners oder der Partnerin kann durch das Bedürfnis nach Loyalität mit der Herkunft geprägt sein und in der Folge, wie aufgezeigt, zu unterschiedlichen Konflikten führen. Spannungen zwischen dem Wunsch nach Loyalität einerseits und Wünschen nach Autonomie und Distanzierung andererseits können sich auch in psychischen, häufig psychosomatischen Symptomen, äußern, deren Bedeutung als Ausdruck eines tiefer liegenden Konflikts verstanden werden muss.

Die Bindung an die Eltern, die Familie, die Partnerin oder den Partner, das Herkunftsland, an kulturelle Traditionen kann bei Klienten zu massiven Konflikten zwischen diesen Beziehungen und neuen Zugehörigkeiten oder eigenen autonomen Wünschen führen. Es muss ihnen gelingen, eine Balance zwischen ihrem Bedürfnis nach alten, bestehenden Bindungen und neuen Beziehungen und Lebenskonzepten zu finden.

Das Wissen um diese Loyalitätskonflikte und deren teils machtvolle Auswirkungen ist für die interkulturell arbeitenden Therapeut:innen von großer Wichtigkeit, da sie unerkannt oder unverstanden, hemmend oder destruktiv auf den therapeutischen Prozess einwirken können.

Es ist davon auszugehen, dass Loyalitätskonflikte mit ziemlicher Wahrscheinlichkeit in irgendeiner Weise in die psychische Problematik des Klienten hineinspielen. Im methodischen Vorgehen sollte die Psychodynamik grundsätzlich eingehend unter diesem Aspekt analysiert werden. Wenn dieser Konflikt nicht erkannt, bewusst gemacht und bearbeitet wird, ist der Fortgang des psychotherapeutischen Prozesses in Gefahr bis hin zu einem möglichen Abbruch der Behandlung. In manchen Fällen wird zu überlegen sein, ob ein Partner, die Eltern oder andere relevante Personen, zu denen sich der Konflikt beziehungsmäßig niederzuschlagen scheint, zu einigen Sitzungen eingeladen werden, vorausgesetzt der Klient ist damit einverstanden, um Sorgen und Ängste auf beiden Seiten zu klären, beziehungsweise Aufklärung bezüglich des psychotherapeutischen Behandlungsanliegens zu leisten.

4.7 Freundschaften – Entstehung neuer Zugehörigkeiten

Das Verlassen des Heimatlandes und die Einwanderung in ein fremdes Land bedeutet für die Menschen den Verlust von bisher tragenden Zugehörigkeiten und Sicherheit vermittelnden Sozialstrukturen, wie Kirche, Parteien und Vereinen.

Mit dem Leben im Einwanderungsland begeben sich die Eingewanderten auf die Suche nach neuen Möglichkeiten, Kontakte und Beziehungen zu Menschen des Einwanderungslandes herzustellen und freundschaftliche Beziehungen zu entwickeln. Diese finden sie bei Begegnungen in Schule, Arbeit, Sport, religiösen Gemeinschaften und anderen Freizeitaktivitäten, aber auch durch Angebote bestehender Institutionen.

Häufig entstehen enge Beziehungen zu Menschen, die ebenfalls interkulturell geprägt sind, oder innerhalb spezieller Interessensgruppen sowie über die eigenen Kinder in Kindergarten und Schule.

Diese von den Klient:innen selbst gewählten Beziehungen, die das Erleben von Zugehörigkeit zum Einwanderungsland entstehen lassen, stellen einen wichtigen Aspekt im Gelingen eines befriedigenden, selbstbestimmten Lebens im Einwanderungsland dar, scheinen sich aber in einem Ausgleich oder in Balance mit alten Bindungen befinden zu müssen, um belastende intrapsychische Spannungen, aber auch Dissonanzen in den familiären Beziehungen zu vermeiden.

Bei mangelnder sozialer Anbindung von Klienten habe ich häufig festgestellt, dass im Lauf einer positiven Entwicklung in der Therapie die Klienten begannen, aufgeschlossener für neue Kontakte zu werden und sich bietende Möglichkeiten zu nutzen. Natürlich ist es empfehlenswert, unter dem Aspekt der Förderung von Zugehörigkeit, mit den Klienten gemeinsam nach für sie passenden sozialen Kontaktmöglichkeiten zu suchen, beziehungsweise Anregungen zu geben und dazu zu ermutigen.

4.8 Interkulturelle Partnerschaften

In den beschriebenen Fällen waren acht der Klientinnen mit einem deutschen Mann verheiratet, so wie zwei der italienischen Klienten und der farbige deutsche Klient mit einer Deutschen. Alle Beziehungen erwiesen sich als sehr konflikthaft, einige davon scheiterten.

Ich versuche hier exemplarisch einige zentrale Schwierigkeiten und Konflikte, die diese Beziehungen belasteten, herauszuarbeiten.

Unvereinbare Wünsche und Erwartungen:
Einige der hier beschriebenen eingewanderten Frauen waren eine Ehe mit deutlich älteren Männern eingegangen, die in gewisser Weise Schutz und Sicherheit vermittelten, um im Einwanderungsland ein neues, befriedigenderes Leben beginnen zu können. Für die Männer waren vielleicht die Anziehungskraft des Fremden und die Vorstellung, eine in einer eher traditionell weiblichen Rolle verwurzelte Frau gefunden zu haben, mehr oder weniger bewusst leitende Motive. Da die Klient:innen jedoch mit der Auswanderung einen Wunsch nach emanzipatorischer Entwicklung in sich trugen, war ein Konflikt mit den Wünschen und Erwartungen des Ehepartners unausweichlich, umso mehr als die Partner ein eher konservatives bis dominantes Verhalten an den Tag legten.

In anderen Fällen besteht die Hoffnung, über die Ehe mit einem deutschen Partner oder Partnerin die Aufnahme und Zugehörigkeit in der deutschen Gesellschaft zu erlangen, wofür übermäßige Anpassungsbereitschaft aufgebracht wird. Der Mangel an Wertschätzung und Unterstützung durch den Partner oder dessen Familie können zum Scheitern der Beziehung führen.

Desillusionierung/Erleben von Defiziten und Belastungen:
Es ist davon auszugehen, dass häufig die vielfältigen Schwierigkeiten der Einwanderungssituation und auch die Fremd- und Andersartigkeit des Partners oder der Partnerin im Alltag vom deutschen Partner zunehmend als Belastung erlebt werden. Dies liegt womöglich daran, dass ihn diese Aspekte vom deutschen Umfeld entfremden beziehungsweise sein Zugehörigkeitsgefühl bedrohen, und so werden die Schwierigkeiten Auslöser für Unstimmigkeiten und Krisen in der Beziehung. Immer wieder geschieht es, dass ein Partner in eine monokulturelle Beziehung zurückkehrt und damit der andere, der sich durch starkes Anpassungsverhalten um die Beziehung bemüht hat, mit großer Enttäuschung und Verletztheit zurück bleibt.

Desillusionierung oder Unzufriedenheit mit dem oder der Partner:in entstehen, wie dargestellt beim deutschen Teil des Paares, aber gleichermaßen auch bei der eingewanderten Person. Dieser tritt im deutschen Ehepartner oder der

Ehepartnerin potenziell all das in der Einwanderungsgesellschaft als schmerzhaft erlebte Unvertraute entgegen. Viele erleben sich in dieser Dynamik in ihrer kulturellen Andersartigkeit vom Partner oder der Partnerin unverstanden und mit ihrer Eigenheit in Frage gestellt. Sehr häufig wird irgendwann im Verlauf der Partnerschaft die emotionale Beziehung als von diesen Spannungen belastet erlebt.

Fehlende Balance im Bemühen um interkulturelle Annäherung:
In den beschriebenen Fällen ist der Mangel an Interesse und Verständnis für die Herkunftskultur und kulturelle Andersartigkeit des Partners eine Ursache für Kränkung und ein entstehendes Ungleichgewicht in der Beziehung.

Ich erinnere an dieser Stelle auch an die bereits dargestellte Gefährdung interkultureller Paarbeziehungen durch das Ungleichgewicht vorhandener psychischer „Lasten" bei den Partnern, wenn einer der beiden sein Heimatland allein wegen der Liebesbeziehung verlassen hat, weil diese immer aufs Neue in der Beziehungsbilanz „verrechnet" werden. So kann ein verweigerter Umzug in eine andere Stadt, in der beide Partner einen Neuanfang wagen würden, eine Beziehung zum Scheitern führen, weil der notwendige Ausgleich nicht stattfindet.

Die hohe Konflikthaftigkeit interkultureller Partnerschaften hat auch damit zu tun, dass der eingewanderte Partner sich häufig der Vereinnahmung in vermeintliche kulturelle „Selbstverständlichkeiten" verwehren muss. Viele Eingewanderte fühlen sich konfrontiert mit dem unhinterfragten Alleinanspruch von deutschen Beurteilungen, Interpretationen und Bewertungen, von denen sie sich abgrenzen müssen, um nicht mit ihrer sozialen und kulturellen Eigenart verloren zu gehen.

Die ausgesprochene oder meist unausgesprochene Erwartung des einheimischen Partners, dass sich Frau oder Mann zunehmend an die Verhaltensnormen und Einstellungen des Landes anpassen möge, ohne in der Lage zu sein, zu ermessen oder zu würdigen, wie viel Anpassungsleistung täglich erbracht werden muss, stellt für die Beziehung und das psychische Befinden der Partner:innen eine große Hypothek dar.

Ein anderer Aspekt, der die Schwierigkeit und Gefährdung interkultureller Partnerbeziehungen mitbedingt, ist im Zusammenhang mit den bereits dargestellten Loyalitätskonflikten zu sehen.

Entstehende Nähe und Übereinstimmung in der interkulturellen Beziehung kann auch Angst vor Verlust der Verbundenheit und Zugehörigkeit zur Herkunftsfamilie auslösen oder auch von dieser so erlebt werden, sodass der/ die Betroffene unbewusst Konflikte sucht und aufrechterhält, um drohenden Gefühlen von Distanz und Illoyalität entgegenzuwirken. Je mehr Sensibilität und Verständnis seitens des inländischen Partners vorhanden ist sowie die Bereitschaft, sich den andersartigen familiären, sozialen und kulturellen Gegebenheiten zu öffnen, umso größer ist die Chance eines notwendigen gemeinsamen, beide verändernden Entwicklungsprozesses und einer gelingenden Beziehung. Das Fehlen von Vorbildern von interkulturellen Partnerschaften sowie die ständige Herausforderung, die Erfahrungen des Beziehungsalltags in der von beiden unterschiedlich erlebten Gesellschaft gemeinsam zu bewerten und konstruktiv mit den ständigen Divergenzen umzugehen, belasten allerdings die erfolgreiche Fortentwicklung der interkulturellen Beziehung mit einem hohen Risiko zu scheitern.

Bei vorliegenden Schwierigkeiten in interkulturellen Partnerschaften erscheint mir wichtig, erst einmal grundsätzlich anzuerkennen, dass das Führen einer Beziehung mit einem Partner, der in einer anderen Kultur aufgewachsen ist, von besonderen und typischen Schwierigkeiten und Herausforderungen geprägt ist. Typische konfliktträchtige Themen sollten herausgearbeitet werden, zum Beispiel der leicht enttäuschbare Wunsch nach Erlangen von Zugehörigkeit über den oder die Partner:in; Anziehung durch Andersartigkeit, die später als Belastung erlebt werden kann; der Wunsch nach Ausgleich von vielfältigen Belastungen des eingewanderten Partners durch den inländischen Partner oder Angst vor Verlust von Eigenheiten durch erwartete Anpassung an den deutschen Partner. Es sollte ein Bewusstsein für typische interkulturelle Konfliktkonstellationen erarbeitet werden, weil damit eine Entlastung von individuellen Versagensgefühlen hergestellt wird und konstruktive Perspektiven für Veränderungen und Problemlösungen geschaffen werden.

Falls Paarkonflikte bei Klienten im Vordergrund stehen, ist eine Paartherapie indiziert. Ich habe mich in meiner Arbeit auf die in der Einzeltherapie hervortretenden Problematiken beschränkt, wobei mir bewusst ist, damit nur einen Teil dieses komplexen therapeutischen Feldes erfasst zu haben.

4.9 Unterschiede zwischen weiblichen und männlichen Klienten

In meiner Praxiszeit betrug die Zahl der männlichen Klienten etwa 1/3 der Anzahl weiblicher Klienten, und so stellt sich das Verhältnis auch ungefähr in meiner Auswahl der hier dargestellten Klient:innen dar. Die Entscheidung zu einer Psychotherapie fällt Frauen noch immer leichter, da es sich eher mit ihrem Selbstverständnis vereinbaren lässt und auch gesellschaftlich eher akzeptiert ist, als wenn ein Mann sich durch eine Psychotherapie zu seinen psychischen Problemen und „Schwächen“ bekennt. Allerdings ist hier in den letzten Jahren eine deutliche Veränderung beobachtbar.

Ich kann hier nur eingeschränkt einige Tendenzen benennen, die ich an dieser kleinen Gruppe von Klient:innen beobachten konnte, die ich aber für bedeutsam halte und deswegen darstellen möchte.

Abgesehen von den beiden deutschstämmigen Frauen aus Kasachstan, die beide vorrangig aus politisch motivierten Gründen nach Deutschland kamen, stehen bei den anderen Einwanderinnen emanzipatorische Themen im Zentrum ihres Lebens und des therapeutischen Anliegens.

Leitmotive der Auswanderung sind der Wunsch, in Deutschland ein freieres Leben mit variableren Möglichkeiten der Lebensgestaltung zu finden – zum Beispiel in Form von mehr Bildungschancen –, oder die Lösung aus einengenden Familienbeziehungen oder traditionellen Rollenerwartungen, um ein selbstbestimmtes Leben als Frau führen zu können. Die Einwanderungsgesellschaft bietet dabei Möglichkeiten, dieses Projekt, sich selbst weiterzuentwickeln, umzusetzen.

Diese hier doch klar erkennbaren emanzipatorischen Bestrebungen, bei denen die Klientinnen therapeutische Klärung und Unterstützung erhofften, lassen sich in der Therapie der männlichen Klienten nicht so eindeutig erkennen.

Zwar gab es auch hier emanzipatorische Wünsche, zum Beispiel Distanz zu einem autoritär einschränkenden Vater, als tragendes Motiv der Auswanderung, jedoch stellte vorrangig die Bedrohung durch wirtschaftliches und soziales Scheitern die Ursache für die behandlungsbedürftigen depressiven und Angststörungen dar. Der Wunsch nach wirtschaftlichem Erfolg und sozialem Aufstieg in der Einwanderungsgesellschaft und der Kampf darum scheint mir hier sehr im Vordergrund zu stehen und entspricht damit wohl auch der herkömmlichen männlichen Rollenerwartung. Zudem stellt dieser in der Fremde erreichte Erfolg auch die Legitimation gegenüber der zurückgelassenen Familie für das Verlassen der Heimat dar, der oft auch finanzielle Unterstützung zu leisten ist.

Die Frage stellt sich, ob männliche Auswanderer nach wie vor öfter und intensiver unter dem Druck stehen, beruflich, materiell und sozial Erfolge nachweisen zu müssen und das Scheitern beziehungsweise das drohende Scheitern dieses Projekts zur psychischen Dekompensation beiträgt. Sie scheinen weniger an einer grundlegenden Reflexion ihres Lebens und sich selbst interessiert, befinden sich mehr in der Auseinandersetzung mit Herausforderungen und Hindernissen in der Einwanderungsgesellschaft, die ihrem Ziel im Weg stehen, und sind auf die Erweiterung von zum Erfolg führenden Kompetenzen ausgerichtet. Dabei sollen Verunsicherungen möglichst schnell überwunden werden, auch durch Rückgriff auf bewährte Lösungsmuster.

Die weiblichen Klientinnen konnten sich tendenziell auf tiefer gehende Prozesse einlassen, woraus eine in der Regel längere Behandlungsdauer folgte. Ihr

Bestreben war mehr auf wachsende Autonomie, Selbstbewusstheit, Zugang zu Bildung und Teilhabe an gesellschaftlich gebotenen Möglichkeiten ausgerichtet. In dem Wunsch nach Weiterentwicklung und Befreiung von einengenden inneren und äußeren Faktoren zeigte sich tendenziell eine progressivere Haltung als bei den männlichen Klienten mit interkulturellem Lebenslauf. Ihre Zufriedenheit und ihr psychisches Wohlbefinden verbesserten sich auch dann, wie im Fall der Kolumbianerin und der türkischen Mutter von vier Kindern, wenn die wirtschaftliche Situation sehr schwierig und belastend blieb.

Vergleichbare Haltungen finden sich natürlich auch bei männlichen Klienten mit interkulturellem Lebenslauf, so bei dem jungen italienischen Mann, der sich auf eine intensive Selbstauseinandersetzung einließ, um aus einer vor allem durch mangelnden Selbstwert und Unterlegenheitsgefühle bedingten depressiven Störung herauszufinden und sich in der Beziehung zu seiner deutschen Frau besser behaupten zu können.

Unterschiedlich gestaltete sich auch die Beziehung zu mir und die mir zugewiesene Rolle als Therapeutin.

Für die weiblichen Klientinnen war ich bedeutsam als Orientierung bietendes Modell auf der Suche nach einem neuen Lebensentwurf und dessen Umsetzung, wobei die vertrauensvolle, wertschätzende Beziehung unterstützend und ermutigend wirkte.

Für die männlichen Klienten war ich wichtig in der Rolle der Fachfrau, die unter anderem die Ausbildung erweiterter Kompetenzen anleiten und positive Bestätigung geben konnte, und die als Frau weniger Konkurrenz- und Unterlegenheitsgefühle aufkommen ließ, als dies im Lebensalltag oft der Fall war.

Es wird hilfreich sein, sich dieser geschlechtsspezifischen Aspekte als Therapeut:in bewusst zu sein, vor allem auch im Hinblick auf Unterschiede in der Übertragungsdynamik mit weiblichen und männlichen Klienten.

4.10 Therapie in fremder Sprache

Bei der Gesellschaft für türkischsprachige Psychotherapie und psychosoziale Beratung (GTP) habe ich die Information gefunden, dass offenbar keine eindeutigen Untersuchungsergebnisse vorliegen, die belegen, dass eine ethnisch passende oder muttersprachliche Psychotherapie von den Klient:innen mit interkulturellem Lebenslauf vorgezogen wird. Retrospektive Untersuchungen haben ergeben, dass es bei ethnischer Passung seltener zu Abbrüchen kommt und die Dauer der Behandlung mehr Sitzungen umfasst. Studien zur Wirksamkeit muttersprachlicher Psychotherapie liegen bis dato nicht vor.

Dass es bei übereinstimmender Herkunft von Klient:in und Therapeut:in zu längerer Therapiedauer und selteneren Abbrüchen kommt, kann verschiedene Ursachen haben und sagt erst einmal nichts über die Qualität und Wirksamkeit der Behandlung aus.

Interessant und bedeutsam finde ich die erste Feststellung, dass diese Klient:innen offenbar nicht von vornherein einen muttersprachlichen Therapeuten oder eine Therapeutin vorziehen, sondern für eine Therapie in der Sprache der Aufnahmegesellschaft offen sind. Dies setzt natürlich eine ausreichende Sprachkompetenz voraus, zeigt aber, dass grundsätzlich ein Interesse besteht, in eine therapeutische und damit intensive und vertrauensbildende Beziehung zu Vertreter:innen der Aufnahmegesellschaft zu treten.

Diese Feststellung passt durchaus zu meinen Eindrücken und Erfahrungen, die ich im Lauf der durchgeführten Psychotherapien mit Klienten gemacht habe, dass mir nämlich in der Rolle als fachkompetente Vertreterin der Aufnahmegesellschaft eine besondere Bedeutung zukam. Der Aufbau einer vertrauensvollen therapeutischen Beziehung zu mir als Angehöriger der deutschen Gesellschaft, in der die Klienten sich mit ihren Konflikten, Ängsten und Schwächen zeigen konnten, erhielt gegenüber einer muttersprachlichen Therapie beziehungsweise einer Therapie mit einem Therapeuten gleicher Herkunft eine zusätzliche und offensichtlich wichtige und gewünschte Dimension. Das Wahrgenommen-Werden mit dem psychischen Leid, das im Einwanderungsland erfahren wird, durch eine Vertreterin dieses Landes, die darauf mit Wertschätzung, Akzeptanz und Bemühen um Verstehen reagiert, ist eine Erfahrung die die Klienten bei einem Therapeuten gleicher Herkunft nicht machen können. Mit diesem befinden sie sich immer in derselben Position, Eingewanderte zu sein, sodass sie dort die unbewusst gesuchte Erfahrung des Aufgenommenseins oder auch Gefühle von Zugehörigkeit oder Respekt für die Andersartigkeit nicht machen können. Gerade dieses Erleben spielt jedoch für eine positive Entwicklung und Veränderung des Problem- und Konfliktgeschehens durchaus eine relevante Rolle, wie ich an zwei Beispielen aufzeigen möchte.

Das Bild der kolumbianischen Klientin, sie fühle sich durch mich „an die Hand“ genommen, macht deutlich, wie hiermit eine wohltuende Verbindung über die Therapeutin hin zum Einwanderungsland entstehen kann.

Für den polnischen Klienten mit starker Angstsymptomatik war die Tatsache, von mir als Vertreterin der Aufnahmegesellschaft, in der er sich zu Unrecht diffamiert erlebte, in seiner Integrität und Glaubwürdigkeit bestätigt zu werden, für die Rückgewinnung von Sicherheit und Selbstbewusstsein, im Sinne einer erlebten Rehabilitation, von großem Gewicht.

Neben diesem Aspekt des Aufgenommenwerdens durch die Beziehung zu einem inländischen Therapeuten kommt der nicht-muttersprachlichen Kommunikation eine zusätzliche besondere Bedeutung zu. Die Klienten werden in die Situation versetzt, ihre eigene Lebensgeschichte, ihr inneres Erleben und Leiden in einer fremden Sprache erzählen zu müssen, womit sie ihre Erinnerungen, ihr Gedächtnis in dieser anderen Sprache verankern und ein „erweitertes interkulturelles Gedächtnis" (Chiellino 2016, 119) entwickeln. Indem die eigene Geschichte dieser Sprache „anvertraut" (Chiellino 2016, 120) wird, wird eine Integration beider Lebensräume, ein neues interkulturelles Selbstverständnis und eine wachsende Stabilität der Persönlichkeit gefördert.

Zudem führt das Mitteilen von sehr persönlichen Erfahrungen und Problemen zu einer intimeren Aneignung der Sprache der Aufnahmegesellschaft, die sonst überwiegend im beruflichen und öffentlichen Leben eher standardmäßig eingesetzt und benutzt wird. Dies wurde von mir unterstützt durch die focusing-orientierte Vorgehensweise, indem ich die Klienten aufforderte, in emotional dichten Situationen zunächst ohne sprachliche Benennung bei ihren Gefühlen zu verweilen und erst dann für das Gefühlte Begriffe in ihrer Herkunftssprache zu suchen, auch wenn ich diese nicht verstand. Erst in einem weiteren Schritt, wenn die Empfindung muttersprachlich genau erfasst war, wurde versucht, ein passendes deutsches Wort oder eine Beschreibung für das Gefühlte zu finden. Dies stellte ein kreatives, anregendes Vorgehen dar, in dem, ganz im Sinne des Focusingprozesses, neue Bedeutungsaspekte zu Tage traten und zu einem sich erweiternden Verständnis des Problems oder Konflikts beitrugen.

Ich möchte hervorheben, dass die interkulturelle Arbeit mit Klient:innen, die sich der Herausforderung stellen, sich in einer für sie neu erlernten Sprache auf einen therapeutischen Prozess einzulassen, auch für die Therapeutin als Herausforderung oder Aufforderung verstanden werden sollte, den Verständigungsprozess in besonderem Maße als ein gemeinsames Bemühen um gegenseitiges Verstehen zu begreifen. Es verlangt sensibles, flexibles und offenes Hinhören, um die von den Klienten intendierte Bedeutung der Worte, ungewohnte Formulierungen oder die mit eigenem Akzent gesprochene Sprache zu erfassen und zu verstehen. Es sollte vermieden werden, gängige oder gewohnte Sprachmuster und Aussprache zu erwarten oder die Klienten gar korrigierend dahingehend einzuengen und ihnen ein Gefühl zu vermitteln, über eine defizitäre Sprache zu verfügen. Vielmehr sollte eine Offenheit angestrebt werden, mit der in Ungewohntem oder Ungewöhnlichem neue Bedeutungsfacetten und verändernde Impulse aufgefunden werden können.

Wenn ich mich abschließend frage, ob sich Psychotherapie in einer fremden Sprache auf den therapeutischen Prozess vorteilhaft oder nachteilig auswirkt, denke ich, dass vieles dafür spricht, dass die Therapie in fremder Sprache eine positive Herausforderung darstellt. Auch wenn es sowohl für die Klienten als auch für die Therapeuten bedeutet, sich auf eine ungewohnte Situation einzulassen, die ein verstärktes Bemühen um Verständigung verlangt, so stehen dieser „Schwierigkeit" eine Reihe von neuen, bereichernden und erweiternden Erfahrungen gegenüber, die die Mühe allemal lohnen. Da sich die psychischen Störungen und Konflikte innerhalb der Einwanderungsgesellschaft entwickeln, macht es Sinn, sie auch in Beziehung und in Auseinandersetzung mit einer Fachperson als Vertreter:in dieses Landes zu bearbeiten und zu lösen. Damit soll die Qualität, Notwendigkeit und Sinnhaftigkeit muttersprachlicher Psychotherapie natürlich nicht in Frage gestellt werden. Die Therapie in fremder Sprache sollte jedoch da, wo eine ausreichende Sprachkompetenz das zulässt, als wichtiges Angebot angesehen werde, das zusätzliche Chancen bietet, bei psychischen Problemen von Menschen in interkulturellen Lebenssituationen effektive therapeutische Hilfe zu leisten.

Die Bereitschaft von Therapeuten:innen des Einwanderungslandes, sich in diesem Sinne auf die auch sie herausfordernde Erfahrung von therapeutischen Beziehungen mit Klienten einzulassen, stellt auch einen Beitrag zu einem wichtigen gesellschaftlichen Prozess hin zu einer sich auf Interkulturalität hin verändernden Gesellschaft dar.

4.11 Anregungen zum Vorgehen zu Beginn einer Interkulturellen Psychotherapie

Bereits im Erstkontakt mit Klienten sollte sich der Therapeut die Besonderheit seiner Rolle für die Klienten als Vertreter:in der Aufnahmegesellschaft deutlich machen, da eine verantwortliche Bewusstheit die Haltung des Therapeuten den Klienten gegenüber und die Gestaltung des Kontakts positiv mitbeeinflussen wird.

Ein sensibler Umgang mit den Sprachkompetenzen der Klienten, der Ängste und Unsicherheiten reduzieren hilft, unterstützt natürlich den Aufbau einer vertrauensvollen Beziehung. Auftretende Verständigungsschwierigkeiten sollten wertschätzend akzeptiert, aber auch offen damit umgegangen werden, mit dem Ziel, den Verstehensprozess als ein gemeinsames Bemühen von beiden Beteiligten zu begreifen.

Fremdheitsgefühle beim Therapeuten treten sicher häufiger auf als in monokulturellen Therapien und sollten vom Therapeuten bewusst wahrgenommen werden, auch als Weg sich in die Fremdheitsempfindungen der Klienten einfühlen zu können. Für das Entstehen von Vertrautheit braucht es unter Umständen mehr Zeit und Geduld.

Die Dauer des Aufenthalts im Einwanderungsland beziehungsweise der Zeitpunkt, zu dem sich die Klienten für eine Therapie entscheiden, sollte genau erfragt werden und die Gründe für die Entscheidung für eine Behandlung eruiert werden, um die Therapiemotivation zu verstehen und mit den Klienten zu klären. So könnte es zum Beispiel eher um aktuell aufgetretene Probleme gehen oder um eine grundlegendere Auseinandersetzung mit der Lebenssituation als Eingewanderte.

Die Frage von Ambivalenzen seitens der Klienten gegenüber der Durchführung einer Psychotherapie, im Sinne der beschriebenen Loyalitätskonflikte, sollte ebenfalls Beachtung finden, da sie für das Entstehen einer stabilen Bindung der Klienten an die Therapeuten von großer Wichtigkeit ist.

Erhebung der Anamnese: Hier können die im Inhaltsverzeichnis meiner Arbeit aufgeführten Punkte als Leitfaden zur Erfassung relevanter Themen und Konflikte der Klienten herangezogen werden. Sowohl das Erfragen der Hintergründe der Auswanderung, das Herausarbeiten defizitärer Selbstwahrnehmung, verschiedener Konfliktkonstellationen oder Themen helfen ein umfangreiches Bild des Lebens der Klienten zu erhalten und im weiteren Verlauf wesentliche Lebensthemen und Problembereiche zu erkennen und einzugrenzen.

Erarbeitung des zentralen Konflikts: Daran anschliessend kann der **zentrale Konflikt** der Klienten formuliert werden, indem wie bereits ausgeführt vor allem zwei Aspekte betrachtet werden sollten: die im Herkunftsland entstandenen Wünsche und Erwartungen, in Relation zu den realen Erfahrungen beim Ankommen in der Einwanderungsgesellschaft.

Psychodynamische Betrachtung: In der daraus zu verstehenden **Psychodynamik** werden insbesondere Selbstwertthemen verbunden mit kränkenden Erfahrungen, spannungsgeladene Loyalitätskonflikte und die Frage von Lebensprojekten eine wichtige Rolle spielen.
Mit diesen methodisch vorgesehenen und inhaltlich auf die Klienten zugeschnittenen Schritten kann der Weg für eine sich interkulturell verstehende Psychotherapie bereitet werden.

5. Ausblick

5.1 Welche Entwicklung ist in der Interkulturellen Psychotherapie zu erwarten ?

Das Spektrum der Klient:innen mit interkulturellem Lebenslauf in meiner Praxis reichte von „Gastarbeitern", deren Kindern, über Frauen, die über die Beziehung zu deutschen Männern ihr Land verließen, bis hin zu Spätaussiedlern und jungen Menschen, die mit einem Erasmus-Stipendium nach Deutschland kamen.

In Zukunft werden die Adressaten einer Interkulturellen Psychotherapie immer häufiger Menschen sein, die in Deutschland aufgewachsen sind, jedoch über die Eltern, Großeltern oder einen Elternteil einen Herkunftsbezug zu einem anderen Land haben. Für diese spätere Generation ist der Zugang zum Einfluss der ethnischen Zugehörigkeit ihrer Vorfahren auf das eigene Leben schwierig, weil sie oft keine gelebten Beziehungen mehr zu einem Ort im Herkunftsland haben. Dennoch ist die Auseinandersetzung damit von tiefgehender Bedeutung, wie ich an einem Beispiel verdeutlichen möchte.

Es handelt sich um eine Person des öffentlichen Lebens in der BRD, die als Säugling aus einem Waisenhaus in einem asiatischen Land von einem deutschen Ehepaar adoptiert wurde, und als Politiker Karriere machte. Wie er in Interviews mitteilte, hatte ihn seine Herkunft, trotz seiner sichtbaren Andersartigkeit, nie interessiert. Er wollte seinem Vater, bei dem er nach der Trennung der Eltern aufwuchs, nie das Gefühl vermitteln, dass in seinem Leben etwas fehle. Er habe sich nicht auf die Suche begeben, weil „wer etwas sucht, erweckt den Eindruck als fehlt etwas", ihm habe aber nie etwas gefehlt. Mit fast 50 Jahren entschloss er sich auf einer offiziellen Reise durch sein Herkunftsland, das Waisenhaus, in dem er die ersten neun Lebensmonate untergebracht war, aufzusuchen und teilte dann über Twitter mit, dass dies „der bewegendste Moment in meinem Leben" war.

Was ich an diesem Beispiel aufzeigen will, sind die letztlich nicht zu verdrängenden existenziellen Themen, die Menschen mit interkulturellem Lebenslauf beschäftigen, auch wenn sie, wie in diesem Fall, in Deutschland unter sehr guten familiären, sozialen und wirtschaftlichen Bedingungen aufgewachsen sind und eine erfolgreiche berufliche Karriere machen konnten.

Im obigen Fall zeigt sich erstens, wie die Frage der Loyalität mit dem Vater dem Adoptivsohn ein Tabu auferlegte, auf die Suche nach den Spuren seiner Herkunft zu gehen. Er verleugnete die Wichtigkeit seiner Herkunft. Beim späteren Besuch des Waisenhauses in Asien offenbarte sich ihm jedoch in einer tiefen emotionalen Reaktion, wie immens bedeutsam es für ihn war, eine Verbindung zum Herkunftsort herzustellen. Und drittens führte es dazu, dass er sich zu seiner Herkunft bekannte, und sich damit, obwohl er die Sprache seines Herkunftslandes nicht spricht, als Person mit einem kulturell erweiterten, interkulturellen Selbstverständnis zu begreifen.

Die Klientel der Interkulturellen Psychotherapie wird sich immer weniger nur auf die Gruppe der historischen Eingewanderten beschränken, sondern zunehmend Menschen umfassen, die aus den unterschiedlichsten Gründen Wurzeln in anderen Ländern haben und die inzwischen mit dem allgemeinen Begriff „Migranten" definiert werden, um ihre Mobilität, Ungebundenheit, vielleicht auch die Vorläufigkeit ihrer Anwesenheit im Land zu unterstreichen. Für viele von ihnen wird im Lauf ihrer psychischen Entwicklung die Auseinandersetzung mit ihrer herkunftsbedingten Andersartigkeit für das eigene Selbstverständnis und damit eine gesunde psychosoziale Entwicklung notwendig werden.

Die psychotherapeutischen Fallbeschreibungen in diesem Buch werden also beispielhaft zu einer innerpsychischen Darstellung der Geschichte der Einwanderung. Sie dokumentieren die damit verbundenen psychischen Befindlichkeiten, Wünsche und Erwartungen, Zielsetzungen und verfolgte Projekte, Ängste, Unsicherheiten, Konflikte und Herausforderungen sowie sich entwickelnde kognitive, emotionale und intellektuelle Kompetenzen, die in verschiedensten gesellschaftlichen Bereichen zu einer Erweiterung und Bereicherung werden können.

Die Auseinandersetzung mit den Klienten hat in mir ein Bewusstsein entstehen lassen für den seit vielen Jahren gesellschaftlich stattfindenden Veränderungsprozess, den ich bei ihnen innerpsychisch, über ihre privaten und sozialen Beziehungen sowie ihre Erfahrungen und Konflikte in der Gesellschaft (Beruf, Freizeit, religiöse Gemeinschaften) nachverfolgen konnte und in den ich gleichzeitig durch die therapeutische Beziehung zu ihnen mit eingebunden war.

In dem von mir intendierten und dargelegten therapeutischen Konzept und der Vorgehensweise können wir als interkulturell tätige Psychotherapeut:innen diesen gesellschaftlichen Veränderungsprozess, an dem wir selbst beteiligt sind, ein Stück weit aktiv mittragen, wenn wir uns mit unvoreingenommener Offenheit und Bereitschaft zur Veränderung auf die therapeutische Beziehung mit diesen Menschen einlassen.

5.2 Auswirkungen auf meine gesamte psychotherapeutische Arbeit

Die langjährige interkulturelle Arbeit mit Klient:innen hat mich für Andersartigkeit und Diversität sensibilisiert. Dies hat sich in meiner gesamten psychotherapeutischen Arbeit insofern niedergeschlagen, dass entsprechende Themen in den Biografien der Klient:innen ohne Einwanderungsgeschichte von mir leichter wahrgenommen und zur Sprache gebracht werden konnten.

Ein Beispiel möchte ich anführen von einem meiner Klienten, der wegen einer Posttraumatischen Belastungsstörung infolge einer Jahre zurückliegenden schweren Kopfverletzung durch einen Skiunfall bei mir in Behandlung war. Die Beeinträchtigungen durch den Unfall, das heißt eine deutlich eingeschränkte berufliche Leistungsfähigkeit, eine geringere allgemeine Belastungsfähigkeit und psychische Auswirkungen in Form depressiver Verstimmungen, erhöhter Labilität und Reizbarkeit, die er als „Behinderung" bezeichnete, lösten bei ihm intensive Gefühle von Wertlosigkeit und Ängste vor Abwertung und Ausgrenzung aus. Im Lauf der mehrjährigen Behandlung aktualisierten sich in ihm frühe Ausgrenzungserfahrungen aus der Kindheit. Seine Eltern waren Kriegsflüchtlinge aus dem Sudetenland und er war als Kind in einer „Flüchtlingssiedlung" aufgewachsen. Er begann sich an bis dahin verdrängte, demütigende Ausgrenzungserfahrungen als Kind in der Schule zu erinnern und erlangte ein vertieftes Verständnis für seine große Angst vor Abwertung und Ablehnung durch die psychophysischen Einschränkungen. Das Begreifen der schwerwiegenden Bedeutung seiner frühen Erfahrungen drückte er einmal so aus, „das ist bei mir ja wie Migrationshintergrund". Das Herstellen einer Verbindung zwischen seinen aktuellen Ängsten vor Abwertung und Ausgrenzung und den verdrängten kindlichen diskriminierenden Erfahrungen als Flüchtlingskind sowie das angemessene Gewichten deren Bedeutung von Seiten der Therapeutin und des Klienten stellte einen entscheidenden Entwicklungs- und Veränderungsschritt im Lauf der psychotherapeutischen Behandlung dar.

Das Reflektieren der interkulturellen Bezüge im Leben von Klient:innen mit interkulturellem Lebenslauf ist bedeutsam, weil nur so die spezifischen Konflikte, wie ich sie in den neun Konfliktfeldern beschrieben habe, erfasst und verstanden werden können. Auch können ihre besonderen Kompetenzen und oft außerordentlichen Bewältigungsleistungen in der Einwanderungsgesellschaft nur vor diesem Hintergrund sichtbar werden.

Eine Offenheit für diese Thematik seitens der Psychotherapeuten ist wünschenswert und notwendig. Es bereichert die therapeutische Beziehung und vertieft den therapeutischen Prozess, weil sich die Klienten vollständiger wahrgenommen und wertgeschätzt fühlen. Den Therapeuten eröffnet es eine erweiterte Sicht auf das Leben und die Problematik der Klienten.

Ich gehe davon aus, dass bei guten Psychotherapeut:innen verschiedenster therapeutischer Richtungen grundsätzlich ein verstärktes Interesse für das Andere, schwer Zugängliche oder Abweichende angenommen werden kann. Die interkulturelle psychotherapeutische Arbeit, so wie ich sie verstehe, kann diese Bereitschaft und Sensibilität, sich auf die Begegnung mit Fremdem, Unbekanntem einzulassen und daraus zu lernen zusätzlich fördern.

Ein Mitglied aus der interkulturell zusammengesetzten Musikergruppe Silkroad Project, die von dem international bekannten Cellisten YO-YO Ma ins Leben gerufen und in einer Fernsehsendung porträtiert wurde, beschrieb dies so: „Verstehen das, was ich nicht habe" und führte sinngemäß aus, vorausgesetzt, dass ich mir bewusst bin, was ich bin und habe, kann ich mich dem Anderen zuwenden, dies verstehen und dann weitergehen und aus beidem etwas Neues entstehen lassen.

Die Begegnung mit Klient:innen mit interkulturellem Lebenslauf und die psychotherapeutische Arbeit mit ihnen über fast drei Jahrzehnte hindurch sowie das Leben in einer interkulturell geprägten Familie haben in mir einen intensiven Verstehensprozess in Gang gesetzt, der durch das Schreiben der vorliegenden Arbeit weiter vorangetragen wurde. Es hat mir ermöglicht, zu begreifen, was interkulturelles Leben bedeutet, wie komplex und vielschichtig die Herausforderungen sind, denen sich Eingewanderte in der Aufnahmegesellschaft stellen – in psychischer Hinsicht ebenso wie in den alltäglichen Anforderungen.

Darüber hinaus eröffnete sich mir ein Zugang zum Begreifen des gesamtgesellschaftlichen Prozesses hin zu einer sich interkulturell verändernden Gesellschaft. Dieser Veränderungsprozess wird geformt durch unzählige individuelle Erfahrungen, Entwicklungen, Arbeitsleistungen, Problembewältigungen, Wünsche und Bedürfnisse und vieles mehr der eingewanderten Menschen in Auseinandersetzung mit den soziokulturellen Gegebenheiten des Einwanderungslandes sowie der Einheimischen, die sich ihrerseits in der Begegnung verändern werden. Meine psychotherapeutische Arbeit hat mein Bewusstsein für gesellschaftliche interkulturelle Vorgänge erweitert und differenziert.

Ich wünsche jungen Kolleg:innen entsprechende reichhaltige Erfahrungen bei ihrer Arbeit im interkulturellen Feld.

6. Literatur

6.1 Bibliografie der zitierten und empfohlenen Autoren und Werke

Abdallah-Steinkopff, B., Gavranidou, M., Kahraman, B.(2022): Heimweh und Heimatlosigkeit im Fokus von Therapie und Beratung. Vandenhoeck und Ruprecht, Göttingen

BR – Bayerischer Rundfunk (2020), Türkische Wurzeln – Bayerisches Herz, in: Lebenslinien, Erstausstrahlung am 30.03.2020

Chiellino, C.(2001): Das bikulturelle Gedächtnis als Weg zur offenen Gesellschaft. In: Chiellino, C.: Liebe und Interkulturalität. 85–92, Stauffenburg , Tübingen

Gendlin, E. T., Wiltschko, J. (1999): Focusing in der Praxis. Klett-Cotta, Stuttgart

Wiltschko, J. (Hrsg.) (2008): Focusing und Philosophie. Eugene T. Gendlin über die Praxis körperbezogenen Philosophierens. Facultas, Wien

Kizilhan, J. I., Klett, C. (2021): Psychologie für die Arbeit mit Migrant*innen. Beltz Juventa, Weinheim/Basel

Liedl, A. et al. (Hrsg.) (2017): Psychotherapie mit Flüchtlingen. Neue Herausforderungen, spezifische Bedürfnisse. Das Praxisbuch für Psychotherapeuten und Ärzte. Schattauer, Stuttgart

Rogers, C. (1996): Entwicklung der Persönlichkeit. Klett-Cotta, Stuttgart

Rosansky, N., Dag, E.(Hrsg.) (2023): In Sorge um die Seele. Interkulturelle Herausforderungen und schwierige Behandlungen in der psychodynamischen Kinder- und Jugendlichen-Psychotherapie. Brandes und Apsel, Frankfurt

Wiltschko, J.(2021): Vierzig Jahre Focusing – eine Essenz. Focusingjournal 47, DFI Würzburg

v. Wogan, R., Eimmermacher, Lafranchi (Hrsg.) (2015): Therapie und Beratung von Migranten. Beltz, Weinheim/Basel

6.2 Werke, in denen interkulturelle Konflikte literarisch verarbeitet werden

Bianciotti, H. (1992): Was die Nacht dem Tag erzählt. Suhrkamp, Frankfurt

Biondi, F. (1991): Die Unversöhnlichen oder im Labyrinth der Herkunft. Neue Fassung 2015, Pro Business, Berlin

Kallifatides, T.(1987): Der gefallene Engel. Rowohlt, Hamburg

Kara, Y. (2003): Selam Berlin. Diogenes, Zürich

Makine, A. (1997): Das französische Testament. Hoffmann und Campe, Hamburg

Masucci, O. (2023): Der Träumertänzer. Ein Gastarbeitermärchen. Lübbe, Köln

Memmi, A. (1995): Die Fremde. Fischer, Frankfurt

Moníková, L.(1981): Eine Schändung. Rotbuch, Berlin

Ören, A. (1980): Die Fremde ist auch ein Haus: Berlin-Poem. Rotbuch, Berlin

Rahimi, A.(2003): Erde und Asche. Ullstein Taschenbuch, München

Schäfer, A.(2022): Die Schuhe meines Vaters. DuMont, Köln

Sachregister